I0068936

ANATOMIE PATHOLOGIQUE

DES

KYSTES NON DERMOIDES

DE L'OVAIRE

PAR

LE DR E. QUÉNU

PROSECTEUR DES HÔPITAUX
EX-CHEF DU LABORATOIRE D'HISTOLOGIE DES HÔPITAUX
ANCIEN INTERNE EN MÉDECINE ET EN CHIRURGIE
ANCIEN INTERNE DE LA MATERNITÉ DE COCHIN
MEMBRE DE LA SOCIÉTÉ ANATOMIQUE ET DE LA SOCIÉTÉ CLINIQUE

PARIS

A. DELAHAYE ET E. LECROSNIER, ÉDITEURS

PLACE DE L'ÉCOLE-DE-MÉDECINE

—

1881

ANATOMIE PATHOLOGIQUE

DES

KYSTES NON DERMOIDES

DE L'OVAIRE

Ia 22
274

PARIS

TYPOGRAPHIE GEORGES CHAMEROT

19, RUE DES SAINTS-PÈRES, 19

ANATOMIE PATHOLOGIQUE

DES

KYSTES NON DERMOIDES

DE L'OVAIRE

PAR

LE DR E. QUÉNU

PROSECTEUR DES HÔPITAUX
EX-CHEF DU LABORATOIRE D'HISTOLOGIE DES HÔPITAUX
ANCIEN INTERNE EN MÉDECINE ET EN CHIRURGIE
ANCIEN INTERNE DE LA MATERNITÉ DE COCHIN
MEMBRE DE LA SOCIÉTÉ ANATOMIQUE ET DE LA SOCIÉTÉ CLINIQUE

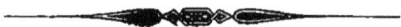

PARIS

A. DELAHAYE ET E. LECROSNIER, ÉDITEURS

PLACE DE L'ÉCOLE-DE-MÉDECINE

—

1881

ANATOMIE PATHOLOGIQUE

DES

KYSTES NON DERMOIDES

DE L'OVAIRE

CHAPITRE PREMIER

INTRODUCTION. — APERÇU HISTORIQUE

La séparation des kystes de l'ovaire en deux classes bien tranchées s'impose à tout observateur qui veut rester sur le terrain de l'anatomie pathologique.

Parmi les kystes ovariques, les uns ont une paroi dont la structure rappelle celle de la peau; leur contenu est spécial (sebum, produits épidermiques, os, etc.), leur origine est congénitale; les autres ont un contenu plus ou ou moins liquide, des parois simplement fibreuses, sans stratifications épithéliales régulières; de là la justification d'une division devenue classique : en kystes dermoïdes, et kystes non dermoïdes.

Cependant, bien que différents, aux points de vue histologique et pathogénique, tous les kystes ovariques ont des complications communes : inflammation, ulcération, rupture, torsion, gangrène, etc. Bien plus, un kyste dermoïde peut subir des altérations de structure qui en fassent une variété mixte. Pour toutes ces raisons, nous aurions voulu ne pas écarter les kystes dermoïdes de notre sujet, y faire rentrer même les kystes para-ovariques, et présenter ainsi pour travail inaugural un chapitre complet d'anatomie pathologique. Nous avons reculé devant ce programme, car, telle que nous l'avons limitée, notre tâche nous paraît assez lourde encore pour nous faire espérer la bienveillance de nos juges.

Ce qui nous a engagé à écrire sur les kystes de l'ovaire, c'est que d'abord nous en avons observé un certain nombre (la plupart provenant d'ovariotomies faites par notre maître M. Tillaux); leur étude nous a vivement intéressé, et nous nous sommes aperçu qu'en France, il n'est pas actuellement de monographie *complète*, au courant des acquisitions récentes de l'histologie, sur l'anatomie pathologique des kystes de l'ovaire. Et cependant, les publications ne manquent pas : l'ovariotomie a donné une vigoureuse impulsion aux recherches des micrographes. En Allemagne (1), en Angleterre, en Amérique, plus tardivement en France, le microscope a permis de compléter l'histoire des kystes, d'en établir la pathogénie et la véritable nature.

On peut dire, du reste, que cette histoire est toute moderne. Je pourrais bien, sans doute, remonter aux Égyptiens et leur attribuer, avec Ebers, les connaissances les plus remarquables sur les organes génitaux de la femme. A quoi bon, pour avouer, un peu plus loin, que c'est à peine si, au xviie siècle, après Vésale, Fabrice de Hilden, Benivieni, on commence à distinguer les kystes ovariques des autres hydropisies ?

La découverte de R. de Graaf, en 1672, devait être surtout féconde, et le xviie siècle ne s'écoula pas sans voir publier une dissertation, la première peut-être, sur l'hydropisie enkystée de l'ovaire (Th. Schorkopff, *De hydrope ovarii*, 1685).

Ainsi, une longue période s'étend dans l'histoire, dans laquelle on se borne à localiser les hydropisies dans les organes génitaux, plutôt dans l'utérus : c'est le règne des hydropisies

(1) Je remercie mon ami, M. Darier, interne des hôpitaux, d'avoir bien voulu me traduire le mémoire de Waldeyer, auquel j'ai fait de larges emprunts.

de la matrice. Au xvii° siècle seulement, grâce à Riedlin, Morgagni, etc., on reconnaît que l'organe hydropique est l'ovaire ; et, dès lors, tous les efforts se portent vers la pathogénie. L'hydatide a longtemps beaucoup de vogue ; puis, peu à peu, se répand une théorie que soutient Meckel en 1807, qui rallie dans ce siècle la plupart des observateurs : c'est celle qui regarde les kystes de l'ovaire comme n'étant autre chose que le résultat du développement des follicules de de Graaf.

C'est l'opinion de Cruveilhier, de Velpeau, Lagger, Symour, Dugès, Négrier, etc.

Cazeaux la formule dans sa thèse d'agrégation par cette expression : « kystes en miniature », appliquée aux vésicules de de Graaf ; il nous montre le follicule normal n'attendant qu'une cause déterminante pour se développer, s'exagérer et constituer le commencement d'un état morbide.

Auprès de Cazeaux, et pour la théorie folliculaire, se rangent Andral, Lebert, Rokitansky, Carswell, Tilt, etc. Étayée par les observations directes de Lebert sur les juments, par celles de Frerichs et de Symour sur les oiseaux, cette pathogénie des kystes semble à l'abri de tout conteste, et d'ailleurs le professeur Rokitansky n'a-t-il pas trouvé des ovules altérés à l'intérieur de vésicules dilatées ?

En 1858, Bauchet présente à l'Académie un mémoire fort complet sur l'anatomie pathologique des kystes de l'ovaire ; il conclut, avec Huguier, à une origine différente pour les kystes de l'ovaire : les uns pourraient avoir leur point de départ dans la trame celluleuse, les autres dans les vésicules de Graaf.

Déjà, à cette époque, on voit s'accentuer, avec Rokitansky, Cruveilhier, Virchow, Fuhrer, Forster, Scanzoni, Hewitt, Paget, etc., une opinion mixte qui accorde bien aux vésicules de Graaf ou aux corps jaunes l'origine des kystes simples (uniques ou multiloculaires), mais qui regarde cette hypothèse comme insoutenable pour les formes plus complexes.

On revient, pour celles-ci, à l'idée d'une néoformation, de Delpech ; mais quelle est cette néoformation ? où se fait elle? Question obscure qni embarrasse et divise les anato-mo-pathologistes de l'époque.

Cruveilhier est frappé par la fréquence des productions aréolaires et gélatiniformes de l'ovaire : il revient avec insistance sur les transitions qu'il est possible de trouver entre les kystes uniloculaires ou multiloculaires séreux, et les kystes uniloculaires ou multiloculaires visqueux; ceux-ci nous conduisent, par degrés insensibles aux kystes aréolaires à larges mailles, puis aux kystes aréolaires à très-petites mailles.

Loin de penser que le tissu aréolaire est toujours le point de départ, la lésion primitive, Cruveilhier considère sa présence comme une coïncidence : « L'affinité de la dégénération aréolaire et gélatiniforme et des kystes séreux est établie par les cas fréquents dans lesquels il y a coïncidence d'un kyste séreux ovarique avec la dégénération aréolaire et gélatiniforme.»

Ainsi, pour Cruveilhier, il y a des kystes ovariques exclusivement constitués par du tissu aréolaire, et des kystes séreux avec association de dégénération gélatiniforme. Quant à l'origine de ce tissu aréolaire, Cruveilhier est tenté de la placer dans les veines ovariennes qui perdraient toute communication avec le reste du système veineux, et deviendraient organes d'exhalation morbide. Nous sommes surpris de trouver quelques contradictions dans le chapitre de la dégénération aréolaire en général : après avoir dit que la dégénération aréolaire est une dégénération toujours locale, pouvant s'étendre par voie de continuité aux tissus et aux organes, mais que ce n'est pas du cancer, Cruveilhier déclare plus loin que, si quelques doutes avaient pu rester dans son esprit sur l'affinité qui existe entre le cancer et le tissu aréolaire et gélatiniforme, un fait qu'il cite de dégénération de l'estomac avec dégénération secondaire de l'épiploon suffirait pour compléter sa conviction.

Nous nous arrêtons longuement sur ces citations, parce qu'elles nous prouvent que Cruveilhier, avec son génie d'observation admirable, avait su saisir toutes les analogies qui existent entre les dégénérations aréolaires de l'ovaire et celles de l'intestin, de l'estomac, tandis que d'autre part il indiquait déjà, mais sans en tirer la conclusion, que tous les intermédiaires s'observent entre les kystes simples et la masse aréolaire la plus complexe. De là à formuler une loi commune de développement pour les kystes de l'ovaire, il n'y avait qu'un pas : il a fallu, pour le franchir, l'intervention du microscope et les belles recherches de Wilson Fox (1864) et de Waldeyer (1870) vérifiées et complétées par les travaux plus récents de MM. Malassez et de Sinéty.

Bien voisine de l'opinion de Cruveilhier est celle de Rokitansky, qui regarde les formes les plus complexes des tumeurs multiloculaires de l'ovaire, comme le résultat d'une transformation du stroma en un tissu trabéculaire, dont les mailles s'emplissent de matière colloïde et gélatineuse. Autre part, Rokitansky donne un certain nombre de kystes composés comme des cysto-sarcomes.

Lebert admet tout à la fois le développement spontané de kystes colloïdes, et l'envahissement secondaire de formations kysteuses simples par la dégénération colloïde. La même division des kystes en colloïdes et non colloïdes se retrouve dans Virchow, Forster : tous deux incriminent le stroma ; d'après Forster, le stroma devient embryonnaire et se remplit de masses de cellules : pendant que le tissu embryonnaire évolue vers l'état adulte, les masses cellulaires subissent une transformation colloïde, les couches internes deviennent des cellules épithéliales, et les couches comprimées du tissu conjonctif destiné à former les parois fibreuses du kyste.

En résumé, on admet, dans cette période, la nécessité d'attribuer une origine spéciale aux kystes colloïdes ; on se contente d'abord de dire qu'il peut y avoir une dégénération aréolaire ou colloïde primitive de l'ovaire (Cruveilhier, Lebert), puis on cherche à en préciser le siège, et Rokitansky, Virchow, suivis par Forster, Scanzoni, etc., sont unanimes à le placer dans le stroma ovarien.

En 1864, la question entre dans une phase nouvelle avec Wilson Fox.

Dans un remarquable article des *Medico-sur. trans.*, le professeur de Londres commence par déclarer qu'il n'y a pas de différence absolue dans la structure des différents kystes et dans la nature de leur contenu, car on peut trouver toutes les transitions entre les kystes simples et les kystes du type le plus complexe; il en conclut qu'un processus uniforme préside à la formation de tous ces kystes. Allant plus loin, Fox rappelle la formation des tubes de Pflüger et la naissance des vésicules de Graaf par une série d'étranglements de ces tubes; il se demande avec Billroth si les tumeurs kystiques ne sont pas une répétition anormale d'un mode d'évolution de la vie fœtale. L'auteur revient donc au follicule de Graaf comme point de départ; mais il ne s'agit plus d'une simple dilatation mécanique, d'une hydropisie des ovisacs, mais bien de l'aberration d'un processus d'une autre époque.

Le professeur Fox explique ingénieusement l'origine des kystes multiples par la néoformation de tubes glandulaires dont les orifices s'oblitèrent; un point reste obscur dans sa pathogénie, c'est l'origine des épithéliums qu'il décrit fort bien sans nous montrer le lien qui les rattache aux épithéliums normaux de l'ovaire. Cette lacune a été comblée depuis par Waldeyer, qui a tenté de démontrer que tous les kystes de l'ovaire se développent aux dépens de formations *épithéliales* glandulaires, absolument semblables à celles de l'ovaire embryonnaire, que les kystes en un mot sont de véritables TUMEURS ÉPITHÉLIALES tirant leur origine du revêtement épithélial de l'ovaire, soit de tubes analogues à ceux de Pflüger datant de la période embryonnaire, soit d'une invagination postérieure de l'épithélium superficiel. Les follicules de Graaf ordinaires, ovulés, sont ainsi encore une fois mis de côté comme hors de cause, et MM. Malassez et de Sinéty ne leur accordent plus que le droit de faire de tout petits kystes dépassant à peine le volume d'une noix.

DIVISION

Cette rapide revue historique nous permet, sans entrer immédiatement dans la discussion des faits relatifs à la pathogénie des kystes de l'ovaire, d'établir une classification basée sur la nature du produit morbide.

L'identité d'origine des grands kystes dits simples et des kystes dits composés nous paraît démontrée; on verra plus loin les raisons qui justifient cette assimilation.

Quant aux petits kystes ne dépassant pas le volume d'un œuf de poule, la question n'est peut-être pas entièrement jugée pour eux. Cependant les uns sont sûrement des hydropisies folliculaires, les autres des kystes hématiques, d'autres le premier degré de la dégénérescence épithéliale de l'ovaire. Nous adoptons, par suite, la division des kystes de l'ovaire en cinq classes :

La 1re, de beaucoup la plus importante, comprendra la grande majorité des kystes qu'on opère, c'est la classe des adénomes ou cysto-épithéliomes ;

La 2e, les hydropisies folliculaires ;

La 3e, les kystes hématiques ;

La 4e, les kystes hydatiques ;

La 5e, les tumeurs kystiques d'origine conjonctive (fibromes et sarcomes kystiques).

CHAPITRE II

PREMIÈRE CLASSE. — DES CYSTO-ÉPITHÉLIOMES DE L'OVAIRE

Synon. : Épithéliomes myxoïdes (Malassez). Kystomes (Waldeyer, Peaslee). Tumeurs enkystées (Tilt).

Les kystes de cette classe ont pour caractères : leur origine et leur structure épithéliales, leur volume, en général, considérable, la composition de leur contenu, leur évolution.

Il est commode pour les descriptions de subdiviser ces kystes en un certain nombre de variétés ; mais j'insiste, il ne s'agit là que de variétés d'une même famille. Cette réserve faite, il nous est indifférent d'adopter la classification de Cruveilhier en :

Kystes uniloculaires ;

Kystes multiloculaires ;

Kystes aréolaires ;

Kystes composés, c'est-à-dire à la fois vésiculaires et aréolaires ;

Ou celle de Peaslee en :

Cystomes oligocystiques et polycystiques ;

Ou kystes pauciloculaires et multiloculaires.

Il est rationnel, en tout cas, de commencer par l'étude des kystes multiloculaires, car ce sont les plus fréquents, et, surtout, ces kystes sont le premier stade des kystes pauciloculaires et uniloculaires dans le processus général de fusion démontré par Virchow et si bien décrit par Waldeyer.

Les kystes multiloculaires sont constitués par un plus ou

moins grand nombre de poches distinctes sans communication aucune les unes avec les autres. Ces kystes présentent un inégal volume : l'un d'eux est en général plus développé, c'est lui qui a donné l'éveil, c'est le kyste qu'on opère. La multiplicité des kystes échappe souvent au clinicien, c'est ainsi que nous expliquons cette opinion de Bauchet et des auteurs de son temps sur la plus grande fréquence des kystes uniloculaires. Depuis que l'ovariotomie est devenue une opération courante, on voit *peu* de kystes uniloculaires : c'est l'avis général. Cette rareté doit tenir aussi à ce que les observations anatomiques portent sur des kystes plus jeunes qui n'ont pas eu le temps de parcourir toute leur carrière et de se fusionner.

Les kystes multiloculaires peuvent n'être qu'une agrégation de kystes développés côte à côte dans le même ovaire; mais, plus fréquemment, les kystes ne sont pas indépendants, leurs parois sont adossées ou communes, de façon à simuler une poche qu'on aurait cloisonnée et transformée en une infinité de loges. Les poches secondaires se forment à la surface et dans les parois du grand kyste et des autres, des générations secondaires et tertiaires grandissent, des masses d'un tissu aréolaire s'ajoutent çà et là et viennent encore rendre plus complexe la description de cette singulière dégénération de l'ovaire. Que l'on fasse varier la quantité de tissu aréolaire, le nombre de poches de tel ou tel volume, leur distribution, et l'on arrivera ainsi à toutes les variétés observées.

VOLUME

L'ensemble du néoplasme forme une masse la plupart du temps très volumineuse. Cazeaux porte à 5 et 10 kilogrammes en moyenne le poids des kystes de l'ovaire : ces chiffres sont bien souvent dépassés.

Boyer nous donne l'observation d'une malade dont le ventre avait 6 pieds 7 pouces de circonférence. Baker-Brown (*Lancet,* 1849) a retiré 93 pintes d'un kyste; Adelman, cité par Gallez de Bruxelles, 214 livres. Citons encore les exemples de :

Willi in Haller collect path. .	100 livres 1/2.
Sanson	112 —
Wepfer.	120 —
Targioni	150 —

Dans l'*American Journal of obstetrics de* 1879, nous lisons une remarquable observation de tumeur polycystique de l'ovaire par Rodenstein. Cette tumeur, qui datait de dix-huit ans, s'était accrue jusqu'à descendre au-dessous du genou, en remontant jusqu'à la mamelle. Le cadavre sur le dos, et des chaises étant placées de chaque côté de la tumeur, pour la maintenir, « la masse semblait s'élever à 3 pieds au-dessus du reste du corps, pendant que les parties latérales reposaient sur le lit » ; le poids total atteignait 146 livres.

FORME

La forme générale est celle d'un ovoïde à petite extrémité inférieure (Cazeaux). L'ovoïde est très déformé par des bosselures saillant plus ou moins, du volume d'un œuf de poule à celui d'une tête de fœtus à terme. La régularité de la surface extérieure n'implique pas forcément l'absence de poches secondaires : situées dans les parois du grand kyste, celles-ci peuvent se porter uniquement vers l'intérieur.

COLORATION

La coloration des kystes n'est pas toujours uniforme : en général, d'un blanc bleuâtre, souvent teintée de rose, elle peut se modifier, suivant le contenu, l'épaisseur de la paroi et surtout les altérations consécutives du kyste.

SURFACE EXTÉRIEURE

La surface externe du kyste, au lieu d'être lisse, polie, peut être chagrinée, villeuse, et même donner implantation à des végétations comparables aux choux-fleurs de certains cysto-sarcomes du sein. Les végétations extérieures coïncident souvent avec de l'ascite, et alors, à l'ouverture du ventre, on les voit s'étaler sous forme de franges dans le liquide péritonéal.

Ces végétations ne paraissent pas très vasculaires, leur coloration est gris-blanchâtre, un peu celle des fongosités des tumeurs blanches. Leur structure est la même que celle des végétations intérieures.

Mais parfois l'aspect change, les granulations deviennent vésiculeuses, et on découvre à la surface d'un kyste, et parfois disséminée çà et là sur différents points de la séreuse péritonéale, une substance semblable à du frai de grenouille. Il peut même arriver que cette substance, d'apparence gélatineuse, forme la plus grande partie de la tumeur. Nous avons assisté à une ovariotomie faite par M. Tillaux, dans laquelle les kystes se réduisaient à quelques poches du volume d'une grosse orange, pendant que la substance gélatineuse, qui flottait dans le liquide de l'ascite, tapissait la face externe du kyste et une partie de la paroi abdominale et des viscères, nécessita un véritable raclage du péritoine.

L'examen histologique démontra la structure épithéliale de ce tissu vésiculaire.

SURFACE INTÉRIEURE

Composition générale des cysto-épithéliomes.

L'aspect de la surface intérieure des kystes multiloculaires est des plus caractéristiques : malgré une variété de détails infiniment grande, on retrouve toujours un certain nombre de dispositions communes.

L'observation suivante d'un kyste opéré à Beaujon, le 15 janvier 1881, chez une femme de cinquante ans, peut servir de type :

OBSERVATION

La tumeur comprend plusieurs poches et des petites masses aréolaires. La plus grande poche renfermait 8 litres d'un liquide brunâtre visqueux, tenant en suspension des flocons et des grumeaux d'un jaune verdâtre. Cinq à six poches ont le volume d'une orange ; une foule de petits kystes gros comme des œufs de pigeon, des noisettes, de gros pois, sont disséminés dans les parois du grand kyste et des kystes secondaires, ou agglomérés en quelques points.

A la surface du grand kyste s'implantent deux séries de bosselures : dans l'une, la sensation de fluctuation est très nette et indique un kyste non distendu par son contenu ; dans l'autre, on compte plusieurs saillies arrondies de volume inégal, très rénitentes et assez dures pour faire croire à un assistant qu'il s'agit de masses solides.

La couleur du kyste est d'un blanc rosé avec des lignes bleuâtres qui correspondent aux veines assez nombreuses de la paroi. La coloration change sur un segment de la partie supérieure à l'insertion d'adhérences : là, la paroi est rouge, vasculaire, comme ecchymotique.

Au niveau d'un kyste gros comme une pomme, la paroi s'amincit et devient bleuâtre. Quelques bosselures secondaires sont séparées par des sillons dans lesquels rampent de petits ramuscules vasculaires.

Çà et là, de petits kystes du volume d'une aveline sont comme enchatonnés dans l'épaisseur de la paroi.

Le pédicule est large de 4 à 5 centimètres ; il a une apparence charnue et correspond au point de la tumeur où se trouve le gâteau aréolaire. La poche principale ouverte, on est frappé surtout par la présence de plaques jaunâtres, d'une consistance analogue à celle du mastic, très adhérentes à la face interne. En outre, on trouve, par places, de petits cercles amincis, mais bordés par une sorte de petit bourrelet fibreux, rappelant assez bien la fosse ovale de l'oreillette droite. Dans d'autres points, des bandes d'apparence blanchâtre, dures, se dirigent d'une façon assez irrégulière. Si on ouvre les kystes moyens ou petits, on voit s'écouler un contenu différent de chacun d'eux :

Substance d'un blanc jaunâtre et de la consistance du miel, albumine de l'œuf, gelée de viande, liquide chocolat, liquide marc de café, contenu transparent, visqueux mais fluide, etc.

En général, le contenu est d'autant plus épais que le kyste est plus petit. Un des kystes moyens, celui dont la surface est lisse, et le contenu fluide, présente des traces de cloisonnement sous forme de brides saillantes rappelant les colonnes du grand kyste.

Les petites masses kystiques incisées laissent écouler un liquide épais et transparent comme du sirop de gomme. Les aréoles vides sont polygonales et rappellent l'aspect d'une ruche.

La surface interne du grand kyste est recouverte d'un sablé de petites rugosités miliaires et rougeâtres.

Le microscope démontre que ce sont là autant de petites végétations en miniature.

En résumé, une *grande poche, de nombreux kystes* entre le volume d'un pois et le volume d'une tête de fœtus à terme, *une masse aréolaire,* voilà les trois éléments communs à la plupart, sinon à toutes les observations de kystes multiloculaires.

Presque invariablement, la paroi principale du grand kyste forme la limite extrême de la tumeur et recouvre tous les kystes secondaires (Hodgkin, Waldeyer).

Le tissu aréolaire et gélatiniforme peut devenir prédominant, constituer ainsi les kystes aréolaires de Cruveilhier. Parfois aussi, on observe, à côté d'un kyste volumineux ou dans ses parois, des masses arrondies à peine kystiques, exclusivement composées de tissu aréolaire.

En voici un exemple, recueilli dans le service de M. Polaillon :

OBSERVATION

Femme âgée de 60 ans, morte le 18 février à la Pitié.

AUTOPSIE

Le kyste est très volumineux et distend considérablement les parois abdominales.

Sa circonférence mesure 1^m,20 ; la masse est rattachée à l'utérus

par un pédicule gros comme le petit doigt. La trompe mesure de
16 à 18 centimètres de long, le cordon de l'ovaire a le volume
d'une plume d'oie.

La surface du kyste est irrégulièrement mamelonnée, une sorte
de bourrelet encadre chaque bosselure. Un seul grand kyste. Le
kyste largement ouvert, on s'aperçoit qu'il est parcouru dans
toute l'étendue de sa circonférence par une énorme bride saillante
sous forme de colonne, et par des brides secondaires.

A la surface, quatorze à seize masses sont implantées. Six de
ces masses sont recouvertes par une sorte de mastic très adhé-
rent, jaunâtre, analogue à des dépôts fibrineux.

Examen détaillé de chacune de ces masses :

1. Volume d'une orange. Un dépôt caséeux recouvre toute sa
surface.

La section montre un tissu non kystique, simplement aréolaire:
une matière analogue à de la colle de pâte bave de la surface
incisée.

2. Volume d'une tête de fœtus de 6 mois. Aréoles assez spa-
cieuses.

Contenu albumineux semblable à du blanc d'œuf.

3. Gâteau aplati.

Matière semblable à de la crème : une petite cavité contient
comme de la colle de pâte.

4. Volume d'une grosse pomme. Cette masse est cloisonnée et
réunit plusieurs petits kystes.

Contenu blanc d'œuf transparent.

5. Toute la masse, grosse comme une pomme, présente un
aspect caséeux à la coupe, tandis que la surface n'est recouverte
de mastic que dans l'étendue d'une pièce de 2 francs.

7. La tumeur du volume d'un cerveau est presque entièrement
solide : une petite cavité renferme des matières analogues aux
crachats nummulaires des phthisiques; de la surface de coupe
s'écoule une substance semi-liquide et gluante.

8. Masse aplatie et composée de lobes séparés par des crevasses.
La surface est hérissée de petites saillies kystiques. En pressant
entre les doigts cette masse tout entière, on fait sourdre, par de
petits orifices, une matière gélatineuse.

9. Un kyste, gros comme un œuf de pigeon, est cloisonné et renferme un liquide limpide et peu visqueux.

M. Darier, interne du service, a examiné la matière caséeuse
appliquée sur quelques kystes. Il a trouvé qu'elle était composée
d'amas de globules blancs en dégénérescence granulo-graisseuse,

de gouttelettes de graisse libre, de débris de cellules et de quelques cristaux de cholestérine. On y trouve aussi quelques cellules
beaucoup plus grandes que les leucocytes, infiltrées de graisse et
devenues sphériques.

Toutes les cellules épithéliales dans les masses caséifiées sont
remplies de granulations graisseuses.

Ainsi, voilà un premier caractère commun aux kystes uni
et multiloculaires : c'est l'association possible dans des pro-
portions variables avec le tissu aréolaire et gélatiniforme de
Cruveilhier. Il est loin d'être le seul, et les analogies qu'on
rencontre à chaque instant entre les deux variétés de kystes
de l'ovaire, l'existence de nombreux intermédiaires, auraient
dû, depuis longtemps, éveiller l'attention et faire soupçonner
leur identité de nature et d'origine. Il est toutefois un détail
important qui n'avait pas échappé aux anatomistes de la première moitié de ce siècle : c'est l'existence, dans certains
kystes uniloculaires, de brides, de cloisons incomplètes :
quelques-uns en ont déduit la conséquence ; ainsi Cruveilhier,
Lebert, Lorain, etc.

On peut, écrit Bauchet, se demander parfois « si le kyste
uniloculaire n'a pas été primitivement multiloculaire, et si
les différentes loges ne se sont pas spontanément rompues
dans une poche commune ».

Lebert admet catégoriquement la réalité du fait : « La
meilleure preuve que les grands kystes multiloculaires et
prolifères peuvent se former par confluence, c'est que nous
avons vu tous les degrés intermédiaires entre une cloison
qui les délimitait encore nettement, une cloison percée d'un
diaphragme dans son milieu, et enfin les éperons qui n'étaient
plus que des rudiments de ces parois. »

Plus tard, les éperons eux-mêmes disparaissent, et les anciennes cloisons ne sont plus représentées que par de légers
bourrelets autour des bosselures ou par des bandes fibreuses,
traversant la paroi d'un grand kyste comme un méridien.

Notre maître regretté, le professeur Lorain, a fait, en 1854, une présentation à la Société anatomique, dans laquelle ces dispositions étaient très démonstratives :

« Chez une femme de 60 ans, on trouva trois ou quatre kystes dont un énorme à parois très épaisses : à l'intérieur, on remarquait collées contre la paroi interne des cloisons fibreuses tendues comme des cordes ; ces cordons sont, sans nul doute, les vestiges des lamelles fibreuses qui cloisonnent l'ovaire. »

MM. Malassez et de Sinéty ont apporté un nouvel argument à l'hypothèse de la coalescence des kystes, en démontrant, par l'analyse histologique, que les cloisons incomplètes et les saillies présentent tous les caractères des tissus en voie d'atrophie. Les mêmes signes d'un processus atrophique se rencontrent dans les cloisons encore complètes étendues entre deux kystes : ils concluent que les kystes pauciloculaires, présentant des cloisons, doivent être considérés comme des kystes multiloculaires en voie de devenir uniloculaires.

Virchow, Waldeyer, sont arrivés aux mêmes conclusions : Tout kyste de l'ovaire a été multiloculaire au début.

Selon Waldeyer, le processus de fusion n'atteint pas seulement les kystes de grosseur notable, mais encore, et aussi fréquemment, de petits kystes gros comme un pois ou une lentille.

Les kystes uniloculaires paraissent donc un degré plus avancé de l'évolution, une sorte d'état sénile des cysto-épithéliomes. Mais nous verrons qu'à côté de ce processus de fusion, il peut exister un processus de production, capable de transformer à un moment donné un kyste uniloculaire en un kyste multiloculaire. A quelque point de vue qu'on se place, il n'y a donc pas lieu de conserver cette division des kystes en uniloculaires et en multiloculaires, et de scinder leur étude. Aussi bien, tout ce qui nous reste à dire sur la structure, l'évolution, etc., s'applique aux deux variétés.

VÉGÉTATIONS

La paroi interne des cysto-épithéliomes donne quelquefois naissance à des productions végétantes analogues à celles que nous avons signalées déjà à la surface externe.

Les végétations intérieures sont de beaucoup plus fréquentes, et même, pour quelques auteurs, comme Peaslee, les autres· ne seraient que le résultat de l'irruption au dehors d'excroissances papillaires de la surface interne.

Cruveilhier a très bien remarqué que les végétations ou productions mamelonnées, tantôt petites comme une framboise, tantôt du volume d'une orange, se rencontraient dans les kystes uniloculaires; il en a même fait une espèce de kystes qu'il appelle kystes uniloculaires végétants. Scanzoni a observé de petites formations kysteuses, au sommet ou dans l'épaisseur d'excroissances.

Lebert a étudié la structure des végétations, il les a trouvées composées d'éléments épithéliaux ou fibro-cystiques.

Les végétations en choux-fleurs ne sont que l'exagération de petites saillies microscopiques qu'on peut trouver dans la plupart des kystes multiples; leur développement a une grande importance pour la pathogénie de ceux-ci.

Observation de kystes végétants. — *Jeune femme de ·27 ans opérée à V... par M. Tillaux.* — *Kystes multiloculaires des ovaires droit et gauche.*

La plus grande poche renferme 7 litres et demi d'un liquide assez visqueux et trouble.

Deux autres kystes ont le volume d'une tête de fœtus à terme. A la surface du principal kyste, la trompe est étalée et tordue sur son axe : elle mesure 10 centimètres de long. On trouve sur elle quelques petites végétations à son implantation sur l'utérus.

La coupe du pédicule a la forme d'une raquette dont le manche aurait 1 centimètre et demi. Sur la face supérieure et externe du kyste sont implantées des végétations pâles et ressemblant à des fongosités articulaires. Au moment de l'ouverture du ventre, ces

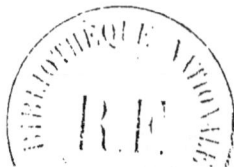

végétations avaient une sorte de demi-transparence; la plus grosse des masses pédiculées a le volume d'un œuf de poule; çà et là quelques petites excroissances du volume d'une noisette.

A la surface externe du kyste, on observe encore de petites saillies arrondies dont on aura une fidèle idée, en supposant qu'on a rembourré la paroi de raisins noirs. Ce sont des petits kystes à parois minces, renfermant un liquide visqueux et coloré par du sang.

La surface interne du grand kyste est recouverte d'une couche de substance collante qu'on enlève avec peine; cette substance ressemble absolument à celle qu'on trouve dans l'estomac ps phthisiques qui ont présenté des vomissements glaireux. La face interne est tapissée de végétations sessiles et pédiculées; dans une certaine étendue, on y découvre comme une sorte de réseau irrégulier d'un beau jaune d'or.

Notre ami M. Mayor, chef du laboratoire d'histologie des Hôpitaux, s'est chargé de l'examen de ces parties jaunes du kyste.

Des fragments de la paroi du kyste ont été traités par l'acide osmique et colorés au carmin. Les coupes montrent un tissu conjonctif formé de lames parallèles à la surface du kyste, et entre lesquelles ne se voient que peu d'éléments cellulaires. Cependant les cellules, très rares près de la surface externe de la tumeur, deviennent un peu plus nombreuses à mesure que l'on se rapproche de sa face interne. On les voit alors sur certains points se charger de fines granulations graisseuses et former une sorte d'amas granuleux faisant saillie à la face interne de la paroi.

Les blocs granuleux sont si volumineux que l'on doit hésiter à en rapporter l'origine à des cellules conjonctives dégénérées.

Les cellules épithéliales cylindriques qui tapissent la face interne du kyste sont saines presque partout. Ajoutons que les amas granuleux sont développés le plus souvent autour des vaisseaux sanguins d'un certain calibre qui s'approchent de la face interne du kyste.

La surface interne d'un des moyens kystes est revêtue d'une couche uniforme de granulations miliaires; çà et là il y a de véritables grappes de petits kystes appendus le long d'un pédicule commun; les uns sont sphériques, les autres ovoïdes; les plus gros ont le volume d'un gros pois : chaque petit grain a son pédicelle, sorte de filament dans lequel on reconnaît un ramuscule vasculaire. Quelques-uns de ces kystes hérissent le sommet de petites végétations.

Le deuxième moyen kyste est aussi végétant : une partie de sa paroi est commune au grand kyste et revêtue de végétations sur ses deux faces. L'examen microscopique des végétations et des parois démontre partout l'existence de tubes revêtus d'épithélium cylindrique.

STRUCTURE DES PAROIS

Le professeur Dubreuil, de Montpellier, a essayé un des premiers de décrire la structure des kystes de l'ovaire. Cazeaux n'a fait que reproduire sa description dans sa thèse : il admet quatre tuniques :

Une séreuse ;

Une fibreuse ;

Une musculaire ;

Et une tunique interne de nature particulière.

La membrane musculaire constitue sous la fibreuse une sorte de peaucier qui serait, d'après Dubreuil, « l'hypertrophie d'une enveloppe charnue peu apparente ». Quant à la tunique interne, c'est une espèce de pseudo-membrane tomenteuse ayant quelque analogie avec la caduque, quelquefois lisse et polie, ressemblant à la séreuse péricardique (*Cazeaux*).

Les vaisseaux sont le plus souvent accolés à la face externe ; les veines, privées de valvules, ont un volume considérable et rappellent par leur forme aplatie les sinus de la dure-mère.

Delpech considérait plutôt les gros vaisseaux comme des artères et redoutait leur blessure dans la ponction.

Cruveilhier étudie à part : *a* la structure des kystes uniloculaires et multiloculaires, *b* celle des kystes aréolaires.

a. Les kystes uniloculaires et multiloculaires ont une paroi de 2 à 3 millimètres d'épaisseur en moyenne, et de structure fibreuse ; on peut la diviser en plusieurs couches, mais artificiellement. Cruveilhier se refuse à admettre une couche musculaire ; il n'y a en somme que deux couches : une externe séreuse ou plutôt fibro-séreuse, et une interne fibreuse.

La surface interne du kyste n'est pas assez lisse pour qu'on puisse y reconnaître une membrane séreuse.

b. Les kystes aréolaires sont formés d'un tissu ayant l'aspect de ruches à miel sur la coupe; les aréoles sont d'inégale grandeur, elles sont tantôt communicantes, tantôt non communicantes.

Bauchet insiste seulement sur l'existence d'un plan vasculaire profond formant des réseaux très riches sur les cloisons des kystes : « Sur une pièce de M. Boscredon (*Soc. An.*, 1854), on voyait par transparence, sur les diverses cloisons, des arborisations vasculaires, fort riches et inégalement distribuées. »

Jusqu'ici la structure est faite au scalpel; Lebert découvre à l'aide du microscope un épithélium très manifeste à la surface interne des kystes multiloculaires. Dans les kystes colloïdes, il a trouvé, outre la substance semblable à du mucus épaissi, une multitude de cellules ayant tous les caractères des cellules épithéliales altérées ou infiltrées de granulations graisseuses. Il a pu observer tous les intermédiaires entre ces cellules altérées et celles qui, sur la paroi interne du kyste, formaient de fort belles expansions épithéliales offrant par juxtaposition un aspect polygonal.

En Allemagne, Scanzoni résume la structure des kystes simples en une paroi fibreuse revêtue d'une couche plus ou moins épaisse d'un épithélium pavimenteux.

En Angleterre, Tilt (1850) adopte à peu près la description de Dubreuil. Il refuse d'admettre avec Hirtz, de Strasbourg, que l'épaisseur des parois des kystes augmente en proportion de leur volume : il a vu des kystes fibreux volumineux avec une paroi mince, dense et semi-transparente, tandis que dans de petits kystes il a trouvé des parois épaisses de 2 pouces.

En 1864 paraît en France la thèse de Herrera Vegas dans laquelle sont publiées quelques recherches de M. Ordonez. M. Ordonez insiste beaucoup sur la disposition des vaisseaux capillaires et sur leur évolution. Il y aurait, d'après lui, dans les kystes, production constante de nouveaux réseaux de capillaires sanguins et simultanément une régression d'autres capillaires. La régression se ferait de trois manières :

1° Par atrophie des capillaires sanguins résultant d'une incrustation des parois ;

2° Par atrophie consécutive à une oblitération fibreuse ;

3° Par infiltration athéromateuse des parois.

Ordonez.décrit une couche épithéliale à forme généralement pavimenteuse ; il déclare cette couche non constante. Dans certains cas, il a observé à la surface des petits kystes un grand nombre de cellules épithéliales prismatiques à cils vibratiles.

C'est la même année que Wilson Fox publie son importante monographie. Cet auteur décrit aux kystes deux tuniques, dont *une externe* séparable en deux couches : l'une externe dense, l'autre moyenne plus molle et renfermant un réseau aréolaire de fibres de noyaux allongées et de fibres cellules, avec des vaisseaux : les veines sont larges et superficielles ; les artères sont profondes et en tire-bouchon.

La tunique *interne* est représentée par l'épithélium.

L'attention du professeur Fox est surtout attirée du côté des petites végétations, des villosités : ces villosités, nées par l'allongement du stroma en certains points, créent de cette sorte, entre elles, des espaces tubulaires, analogues aux glandes de Lieberkühn ; ces tubes épithéliaux en restent différents toutefois, et par leur origine même, et par la superposition de plusieurs couches d'épithélium. Plus les villosités s'accroissent, et plus les tubes s'allongent ; les orifices des tubes finissent par subir un resserrement par suite de l'hypertrophie continue des villosités : de là la formation de kystes secondaires. Ainsi l'origine de kystes multiples est le produit d'un double travail d'hypertrophie des villosités et de formations tubulaires.

Quelques mois après W. Fox, Braxton Hicks est frappé, lui aussi, par la ressemblance entre les coupes histologiques des parois de kystes prolifères et les tissus glandulaires ; il rapproche continuellement ces kystes des adénocèles du sein. Il ajoute à ses descriptions l'appui de figures fort nettes où sont représentées des végétations épithéliales et des tubes tapissés de cellules cylindriques. Quelques-uns sont revêtus d'une série de cellules cylindriques superposées, d'autres de cellules enormément hypertrophiées. Hicks admet qu'un certain nombre d'excroissances solides perdent ce caractère avec le temps : leurs cellules centrales cessant de croître, une cavité se forme, dans laquelle on trouve un liquide séreux ou muqueux, et des cellules en état de dégénérescence graisseuse.

En 1867, M. E. Cruveilhier présente à la Société anatomique un volumineux kyste de l'ovaire à contenu gélatineux. M. Ranvier fit l'examen microscopique, et trouva, dans un stroma riche en cellules, des tubes cylindriques dans certains points, renflés en ampoules dans certains autres, tapissés par un épithélium cylindrique et obstrués par une masse granuleuse.

Ranvier fit rentrer cette tumeur dans l'espèce des épithéliomas à cellules cylindriques (cylindromas de Forster).

Enfin paraissent en 1870 les recherches de Waldeyer, en 1876, et, en 1878, celles de MM. Malassez et de Sinéty.

Il ressort de ce long historique que l'étude de la structure a passé par trois phases :

Dans une première, qu'on pourrait appeler la *phase du scalpel,* on note une structure fibreuse avec un plus ou moins grand nombre de couches.

Dans une deuxième, l'observation microscopique, sans la ressource des coupes, mène à la découverte d'un épithélium à la surface interne des kystes ovariques.

Dans une troisième enfin, la description des formations tubulaires, la connaissance détaillée des produits végétants, des épithéliums, permettent d'arriver à une pathogénie rationnelle des kystes multiples. Nous empruntons principalement à Waldeyer les détails qui suivent sur la structure des parois kystiques ; nous y ajoutons le résultat des recherches de M. Malassez. Nous avons nous-même, sur plus de douze pièces provenant d'ovariotomies, vérifié l'exactitude de ces récentes acquisitions histologiques.

PAROI FIBREUSE

Nous pensons que la subdivision de la paroi fibreuse en deux couches, admise par Waldeyer, est celle qui répond au plus grand nombre de faits : l'une, externe, est dense et pauvre en éléments cellulaires ; l'autre, l'*internal Wall* de Fox, plus riche en cellules et en vaisseaux, est tapissée par l'épithélium. MM. Malassez et de Sinéty ajoutent quelques fibres élastiques rares et fines, et un grand nombre de fibres lisses autour des vaisseaux dont ils vantent la puissante musculature. En outre ils décrivent, dans les kystes pauciloculaires et multiloculaires, une couche moyenne interposée aux deux fibreuses. Ils reconnaissent du reste que, dans les kystes uniloculaires, cette couche moyenne n'existe plus dès qu'on s'éloigne de la base de la tumeur.

Les vaisseaux auraient, d'après Wilson Fox, une disposition hélicine rappelant celle des vaisseaux de l'ovaire normal.

Les artères et les veines occupent surtout la partie moyenne de la paroi. Les veines sont toujours plus volumineuses que les artères : Verneuil a vu de ces vaisseaux atteindre le volume du petit doigt (*Soc. An.*, 1856). Des troncs artériels, se détachent des artérioles qui vont se ramifier en capillaires sous l'épithélium interne. Un réseau veineux existe en outre dans l'épaisseur de la couche externe ; c'est ce réseau que les anciens auteurs ont comparé aux sinus de la dure-mère.

MM. Malassez et de Sinéty ont injecté un système de vaisseaux qu'ils croient être des lymphatiques : ils se basent sur la direction tortueuse et la disposition moniliforme de ces vaisseaux, sur la minceur de leurs parois et les sinuosités de l'endothélium qui les revêt. Ces lymphatiques communiqueraient avec un système d'espaces réticulés, situé dans le tissu cellulaire lâche, au voisinage du pédicule.

ÉPITHÉLIUM

Il y a un épithélium à la surface externe du kyste, et un épithélium à la surface interne. Le premier est un épithélium cubique, différent de l'épithélium plat péritonéal; le deuxième est un épithélium cylindrique.

Waldeyer a, dans tous les cas, trouvé un épithélium cylindrique disposé sur une seule couche à la surface interne des kystes.

Rindfleisch a signalé un épithélium stratifié;

Eichwald, un épithélium pavimenteux.

Friedreich, Luschka, Virchow, Spiegelberg, Ordonez, ont observé des épithéliums à cils vibratiles, vus également par M. Malassez.

Il ne faut voir aucune contradiction dans ces observations opposées en apparence. En réalité, les formes les plus diverses et les plus bizarres d'épithélium peuvent se rencontrer dans le même kyste. L'épithélium ordinaire, l'épithélium type, est la cellule prismatique : ce revêtement épithélial donne par la nitratation une mosaïque régulière. Mais, assez souvent, on observe, à côté d'épithéliums cylindriques, des cellules hypertrophiées, déformées, ou des superpositions de cellules. MM. Malassez et de Sinéty ont insisté encore davantage sur la morphologie de ces épithéliums, montré l'importance des cellules caliciformes, et établi un rapprochement très heureux entre les cellules déviées du type ou métatypiques des épithéliomas cylindriques, et les cellules métatypiques des épithéliomas glandulaires du sein. Les cellules métatypiques sont des cellules irrégulières, épaisses, polymorphes. Quelques-unes sont étranglées, ont plusieurs noyaux; ce sont des éléments en voie de prolifération, mais n'aboutissant qu'à « un état de développement incomplet, à l'état de larves ».

FORMATIONS TUBULAIRES.

Dans un grand nombre de kystes, on constate, dans l'épaisseur de la paroi, l'existence de prolongements tubulaires, tapissés d'épithélium cylindrique, rappelant fidèlement l'apparence des glandes de Lieberkühn; seulement il n'y aurait pas de membrane propre (Böttcher, Waldeyer). Certains tubes sont renflés à leur extrémité, d'autres semblent se diviser comme des glandes ramifiées. Entre ces glandes, le stroma a toutes les apparences d'un tissu embryonnaire : il existe peu de fibres et beaucoup de cellules rondes.

Waldeyer appelle kystes proliférants glandulaires tous les kystes dans lesquels il existe de ces bourgeons creux d'épithélium, par opposition aux kystes végétants, qu'il appelle kystes proliférants papillaires. M. Malassez objecte judicieusement que ces mêmes villosités ou végétations sont creusées de tubes à épithéliums cylindriques. Il n'y a donc pas lieu de maintenir cette division : il s'agit, dans les deux cas, d'un même processus de prolifération. Dans l'un, celle-ci se fait dans la profondeur; dans l'autre, elle se fait à la surface : le néoplasme reste toujours composé de deux éléments : un élément épithélial, un élément conjonctif. Sa physionomie est subordonnée à la prédominance de vitalité de l'un ou de l'autre.

L'existence de végétations dans un kyste a cette importance qu'elle indique nettement une grande exubérance dans le travail morbide.

PATHOGÉNIE DES KYSTES SECONDAIRES, TERTIAIRES, ETC.

Nous sommes actuellement en possession de toutes les données nécessaires à la pathogénie des kystes, et spécialement des kystes secondaires, tertiaires, etc.

Hodgkin et Rokitansky faisaient dériver les kystes secondaires de la paroi d'un kyste primordial.

Le Dr Farre nous montre les kystes secondaires rattachés au kyste principal et [recouverts par la même membrane qui enveloppe toute la production. Dans ces kystes secondaires se développe une troisième génération de kystes, etc.

Paget se rallie également à la théorie qui fait naître les kystes accessoires d'une véritable végétation endogène : il existe ainsi des loges mères avec des loges filles, petites-filles, etc.

La théorie de l'endogénie fut combattue par Virchow et Forster. Selon Virchow, l'accroissement de la masse résulterait du développement incessant de petits kystes primaires, et Forster n'est pas moins affirmatif quand il proclame les petits kystes tous de même ordre et de même parenté.

Les kystes multiples ne seraient que des kystes frères.

Cependant l'opinion de Hodgkin a prévalu ; elle a reçu la sanction de l'observation microscopique, et c'est Wilson Fox, le premier, qui a eu l'honneur de la réhabiliter.

La pathogénie des kystes accessoires repose tout entière sur l'observation de cette couche glandulaire de la paroi kystique : le mode de formation des poches aux dépens de ces glandes peut être discuté, mais cette origine elle-même n'est plus désormais contestable.

Fox admet que les cavités closes résultent de la fusion des prolongements papillaires.

Pour Waldeyer, au contraire, l'oblitération de la glande appartiendrait non au stroma périglandulaire, mais au contenu même du tube. Ce contenu est gélatineux, il s'y mêle souvent des débris épithéliaux ; rien d'étonnant à ce qu'il puisse oblitérer le goulot, et qu'un véritable kyste par rétention se forme par un mécanisme tout à fait semblable à celui qui donne naissance aux kystes sébacés, nous pourrions ajouter et à la grenouillette.

A l'appui de sa thèse, Waldeyer invoque un fait que nous avons pu vérifier sur une pièce provenant du service de M. Polaillon : on peut, dans certains kystes, observer sur la paroi interne de petits orifices à travers lesquels, en pressant légèrement, on fait sourdre une matière gélatineuse.

Les kystes secondaires ont la même structure que les « parent cysts » : la même involution épithéliale peut donner naissance aux mêmes tubes glandulaires, ceux-ci pourront devenir des kystes tertiaires, etc.

Nous avons dit que les excroissances végétantes pouvaient présenter la structure glandulaire : *à priori,* des poches secondaires pourront donc se rencontrer dans l'épaisseur de ces végétations et parfois former de véritables grappes de kystes agminés, comme dans notre première observation.

Ces kystes surtout seront pédiculés, et on conçoit que la rupture du pédicule puisse donner naissance à des masses libres dans le liquide de la grande poche, masses arrondies, translucides, que les anciens ont dû prendre souvent pour des hydatides.

Toutes ces formations solides, aréolaires, kystiques, se trouvent donc ramenées à un travail extrêmement simple d'involution épithéliale.

PATHOGÉNIE DES KYSTES PRIMAIRES.

Si on veut aller plus loin, rechercher d'où viennent les kystes primaires eux-mêmes, on risque d'entrer dans le champ des hypothèses. Cependant quelques points du problème semblent avoir reçu une solution.

MM. Malassez et de Sinéty ont pu étudier le début des cysto-épithéliomes sur des ovaires kystiques, enlevés par M. Terrier et M. L. Championnière (*Soc. Biol.*, 1876).

Ils ont trouvé que ces ovaires kystiques avaient la structure des épithéliomes cylindriques, et, les rapprochant des kystes multiloculaires, mis hors de doute ce fait, que les uns proviennent des autres.

Mais quelle est l'origine de ces épithéliomes kystiques? en d'autres termes, quel est l'épithélium coupable d'involution?

Résumons en quelques lignes les épithéliums qu'on trouve dans l'ovaire.

1° L'ovaire n'est pas recouvert par le péritoine, mais seulement par une couche de cellules bien différentes de l'endothélium séreux : ces cellules sont prismatiques et proviennent de l'épithélium germinatif de Waldeyer; elles offrent leur diamètre dominant tantôt dans un sens, tantôt dans l'autre. On sait que l'épithélium germinatif constitue à une certaine époque tout le stroma de l'ovaire; ce sont les végétations qui en partent qui vont former les tubes de l'ovaire embryonnaire ou cordons de Pflüger.

2° A une certaine période du développement de l'ovaire des mammifères, il existe des cordons ou filaments glandulaires.

A partir de quatre ans, on ne rencontre qu'exceptionnellement des débris de ces cordons dans l'ovaire humain. Toutefois Plihal (cité par Slavjansky) a vu un filament rempli par des cellules épithéliales dans l'ovaire d'une jeune fille de 7 ans, et un autre dans l'ovaire d'une fille de 18 ans. Slavjansky a découvert dans la couche corticale de l'ovaire d'une femme, morte dans le service du professeur Charcot, des formations épithéliales sous forme de filaments. L'auteur les considère comme les débris de cordons glandulaires.

3° Des cellules épithéliales tapissent l'intérieur du follicule de Graaf et forment la couche granuleuse.

D'après la description de Pouchet (ovisacs de la brebis), les cellules de la membrane granuleuse ont leur grand axe disposé normalement à la surface qu'elles tapissent : ces cellules sont formées d'une substance hyaline, sans paroi propre, avec quelques petites granulations et un noyau ovoïde petit.

Cornil et Ranvier décrivent les cellules de l'ovisac de la femme, comme des cellules petites et pavimenteuses, ne mesurant que de 16 à 12 millimètres de diamètre.

Chacun des épithéliums décrits a eu ses partisans.

Wilson Fox, tout en comparant le processus pathologique à la production des cordons de Pflüger, ne fait pas moins naître les kystes des follicules de Graaf.

D'après Waldeyer, on pourrait supposer que l'épithélium des parois d'un follicule se met à proliférer et à pousser des invaginations glandulaires dans le stroma environnant, mais, ajoute-t-il, personne n'a jusqu'ici démontré ce processus dans les follicules « préformés ». Le point de départ de l'épithéliome de l'ovaire se trouverait « dans *les masses épithéliales arrondies ou allongées en tubes qui dans de jeunes ovaires sont les précurseurs des follicules* ». Cette proposition entraîne comme corollaire, ou bien le début du néoplasme chez de très jeunes sujets, ou bien le développement tardif de tubes embryonnaires dans l'ovaire, admis par Pflüger.

Waldeyer ne recule pas devant ces deux conséquences. Il refuse de croire à la formation normale postembryonnaire de follicules de Graaf, mais non au développement pathologique de masses épithéliales aux dépens de l'épithélium qui tapisse l'ovaire. Il a même pu observer chez les femmes âgées de petits kystes à épithélium cylindrique, reliés à l'épithélium superficiel.

Étant donné un tube tapissé d'épithélium, le kyste primaire se formera par le mécanisme indiqué pour les kystes secondaires, c'est-à-dire le mécanisme des kystes par rétention.

MM. Malassez et de Sinéty sont arrivés à des conclusions très voisines de celles de Waldeyer. Ils rejettent l'épithélium des ovisacs comme origine des cysto-épithéliomes; ils pensent « que l'épithélium germinatif est l'origine la plus fréquente des tubes épithéliaux, si ce n'est la seule ».

Ces mêmes auteurs donnent un très bon argument contre le point de départ folliculaire : c'est que, dans un ovaire kystique, le cavités, si petites qu'elles soient, ont déjà leur revêtement épithélial caractéristique. Cependant nous n'oserions pas affirmer que dans certains cas l'épithélium du follicule ne puisse, lui aussi, involuer : cet épithélium est prismatique, il vient de l'épithélium germinatif; pourquoi lui refuser dès lors ce qu'on accorde à tout épithélium prismatique?

On ne peut pas objecter que les ovaires kystiques soient le résultat d'une infection secondaire. M. Malassez a observé un cas où l'ovaire kystique était la seule néoplasie épithéliale existante.

En résumé, l'épithélium germinatif de la surface de l'ovaire

semble être le point de départ des épithéliomes de l'ovaire.
Les grands kystes de l'ovaire sont des néoplasmes de nature
épithéliale, des cysto-épithéliomes.

Mais pourquoi ces épithéliomes cylindriques deviennent-
ils presque constamment kystiques?

On rencontre des épithéliomes cylindriques dans l'intestin,
dans le rectum, la muqueuse utérine, etc.; ils forment un
grand nombre de productions appelées cancers de l'estomac,
et là nous voyons bien de petits kystes, mais jamais de ces
dilatations énormes observées dans l'ovaire. C'est là un point
encore obscur.

Une autre particularité mérite d'être mise en lumière : la
plupart des kystes de l'ovaire dérivent de néoplasmes; ces
kystes, qu'on croyait une lésion purement locale, sont de la famille de certains cancers de l'estomac, du rectum. Mais alors
comment expliquer ces nombreux cas de kystes durant des
années, ponctionnés, tourmentés, et ne donnant lieu à aucun
indice d'infection générale? Faut-il d'autre part modifier le
pronostic de l'ovariotomie et placer des complications loin-
taines à côté des immédiates?

Nous entrons ici dans l'étude de l'évolution des cysto-épithéliomes.

ÉVOLUTION DES CYSTO-ÉPITHÉLIOMES

Infection et généralisation.

La rareté relative des infections secondaires dans les kystes
ovariques est incontestable : elle s'explique assez bien par
l'isolement de l'organe dans la cavité péritonéale et par l'étroi-
tesse des liens qui le rattachent aux organes du bassin, peut-
être aussi par l'évolution même du néoplasme vers les formations kystiques. Il est assez remarquable, en effet, que les
grands kystes, les kystes uniloculaires, sont l'indice d'un
processus moins végétant, moins actif, qui semble vouloir
s'atténuer en vieillissant, et conduire à la transformation du

cysto-épithéliome en un kyste séro-fibreux simple, sans formations tubulaires. Toutefois il ne faut pas exagérer la rareté des généralisations dans les kystes de l'ovaire.

L'idée d'une certaine analogie entre le cancer (1) et les kystes de l'ovaire avait été déjà émise par Delpech. Divergeant en cela de ses contemporains, Delpech déclarait que les kystes séro-fibreux sont les produits d'une organisation accidentelle et non celui de la distension progressive des voies naturelles; que le plus souvent, presque toujours, il se développe un état cancéreux qui se manifeste par des corps de cette nature disséminés dans différents points des parois kystiques.

Quelques années auparavant, Ledran avait communiqué à l'Académie de chirurgie (1819) une observation d'hydropisie compliquée de squirrhe aux deux ovaires : l'un pesait 15 livres, l'autre 12.

Ces deux auteurs ne citent pas de cas à généralisation.

Bright, dans un travail publié dans *Guys hosp.*, 1838, considère les kystes à contenu visqueux, comme des productions de fâcheuse nature et d'un caractère malin. A la page 24, il rapporte une observation sous cette rubrique : « Maladie maligne de l'ovaire; tubercules sous-cutanés sur l'abdomen, mort par extension de la maladie squirrheuse. »

Voici le résumé de cette observation :

Les téguments, dans l'étendue de 6 pouces autour de l'ombilic, étaient envahis par de petits tubercules durs, du volume d'une féverole, ayant l'apparence de ces tubercules sous-cutanés qu'on observe dans les cas de squirrhe du sein. La cavité péritonéale contenait du liquide coloré par du sang.

L'ovaire kystique contenait une matière épaisse et gélatineuse; à sa surface existait une masse lobulée et d'apparence squirrheuse. Tout le péritoine du petit bassin était hérissé de dépôts carcinomateux; de petites granulations grises étaient déposées sur l'intestin grêle. La plèvre costale était recouverte de petits dépôts squirrheux, il y en avait quelques-uns sur la surface du foie.

(1) Il s'agit, bien entendu, du cancer dans l'acception clinique du mot, c'est-à-dire tumeur susceptible d'infection locale et générale.

A la page 253 : Observation d'un kyste de l'ovaire dans lequel une masse cérébriforme partait de l'ovaire et s'étendait au côlon et au *foie, dont le bord était infecte.*

Nous n'avons pas trouvé d'observation spéciale dans Cruveilhier. Au chapitre des dégénérescences aréolaires et gélatiniformes en général, Cruveilhier caractérise les tendances de cette dégénération, en disant que c'est une dégénération régionale qui peut rester concentrée dans une cavité splanchnique, mais qui peut s'étendre aux organes et aux tissus, sans toutefois se généraliser. Aussi consentait-il à la rigueur, à comprendre la dégénération gélatiniforme parmi les cancers, pourvu qu'on spécifiât que cette espèce de cancer constitue la forme la plus lente, la plus inoffensive des affections cancéreuses, qu'elle se propage par voisinage et par voie de communication le long des lymphatiques. Cruveilhier adopterait volontiers le mot de Lebert : « La dégénération gélatiniforme est du cancer avorté. »

La littérature médicale est très pauvre en observations de kystes avec infection secondaire; nous en avons trouvé un petit nombre dans les Bulletins de la Société anatomique (1); les autres ont été cités par M. le professeur Panas, qui en a fait l'objet d'une communication à la Société de chirurgie.

OBSERVATION DE BAUCHET (*Soc. anat.,* 1853).

*Ovaires kystiques. — Kystes des trompes. — Cancer
du col de l'utérus.*

L'utérus a pris un volume quinze fois plus considérable que ses dimensions naturelles; sa cavité est remplie de putrilage et de liquide sanieux. L'ovaire a le volume d'un œuf de poule; il est formé de bosselures, les unes mollasses et blanches, les autres fluctuantes. Les premières sont du tissu encéphaloïde, les autres des kystes communiquant entre eux. En outre, petites tumeurs disséminées dans le mésentère, le long de la colonne vertébrale, du rectum et jusqu'au milieu du médiastin postérieur.

(1) De ces quelques observations, celle de Maygrier, la seule avec examen microscopique, est la seule, par cela même, à l'abri de toute objection.

OBSERVATION DE BAILLY (*Soc. anat.*, 1854).

M. Bailly montre plusieurs pièces recueillies sur une femme de 60 ans, morte dans un état de cachexie. Les ovaires sont envahis par de nombreux kystes en voie de formation. Dix ou douze sur chaque ovaire.

Cancer du gros intestin.

OBSERVATION DE LOLLIOT (*Soc. anat.*, 1867).

Kyste multiloculaire colloïde de l'ovaire coïncidant avec un cancer colloïde de l'estomac.

Volumineux kyste de l'ovaire contenant une grande quantité de kystes plus petits, remplis d'une matière colloïde et de liquide gélatineux.

L'ovaire de l'autre côté avait subi un commencement de dégénérescence ; l'estomac au voisinage du pylore était le siège d'une dégénérescence colloïde dans l'étendue de plusieurs centimètres.

OBSERVATION DE COSSY (*Soc. anat.*, 1876).

Cancer colloïde des ovaires et cancer consécutif du péritoine.

Début deux ans auparavant, mort de cachexie.

Quantité énorme de liquide séro-sanguinolent dans l'abdomen, tumeurs d'un blanc jaunâtre dans le grand épiploon au-dessous du foie. Dans toute l'étendue du péritoine viscéral et pariétal, granulations grisâtres ou blanchâtres, quelques-unes grosses comme des noisettes ; enfin, dans le tiers inférieur de la cavité abdominale, deux énormes masses ovoïdes, situées l'une à droite, l'autre à gauche, présentant de nombreuses bosselures fluctuantes.

Liquide épais et gélatineux dans les poches.

OBSERVATION DE MAYGRIER (*Soc. anat.* 1879).

Tumeurs kystiques des ovaires. — Cancer squirrheux et colloïde du rectum et du vagin. — Tumeurs secondaires dans le foie. — Mort par obstruction intestinale.

Femme de 41 ans : deux tumeurs dans les flancs, une gauche remonte jusqu'aux fausses côtes et mesure 15 centimètres de long sur 12 de large.

Surface inégale, bosselée, renfermant des parties alternative-
ment dures et molles, solides et kystiques.

Examen microscopique :

Foie : épithéliome cylindrique, cavités kystiques tapissées par
un épithélium à cils vibratiles.

Dans le rectum : lésions de l'épithéliome cylindrique à cils
vibratiles avec dégénérescence colloïde.

Dans l'ovaire : lésions à un degré plus avancé encore que dans
le rectum.

L'auteur pense qu'il s'agit d'une tumeur kystique maligne de
l'ovaire à marche rapide et s'étant généralisée dans d'autres
organes.

Les observations du professeur Panas sont aussi probantes ;
nous les empruntons à un article de M. Coyne dans la *Gazette
médicale* de 1874, sur la généralisation de certaines tumeurs
kystiques de l'ovaire :

Une malade opérée par M. Panas, en 1871, à Saint-Louis, est
sortie guérie ; elle resta 18 mois avec une santé florissante. En
1873, elle rentrait dans le service de M. Panas, cachectique, bien
qu'il ne se fût produit aucune tumeur soit du côté de l'ovaire
opéré, soit du côté de l'ovaire resté sain au moment de l'opération. Les ganglions de l'aine, les ganglions lombaires, les deux
mamelles, les clavicules, étaient envahis par les tumeurs secondaires, et pourtant rien dans la tumeur primitive n'annonçait
une tumeur cancéreuse : il s'agissait d'un kyste de l'ovaire multiloculaire.

Dans le courant de l'année dernière (1873), M. Panas observait
une malade ayant un kyste multiloculaire de l'ovaire et des mé-
norrhagies : il y avait un épithéliome du col utérin.

Le professeur Verneuil a cité le fait d'une jeune fille qui,
opérée d'un kyste de l'ovaire, succombait un an après avec tous
les signes d'une généralisation de la tumeur principale.

Le même auteur a observé dans son service une jeune fille
atteinte d'un kyste de l'ovaire à développement rapide. Une ponction fut suivie de péritonite et de mort.

A l'autopsie, on trouva des noyaux dans le foie, dans la rate,
dans les parois abdominales.

(1) Ne peut-on pas ajouter à ces faits les cas assez nombreux de kystes dou-
bles, ou ceux dans lesquels on a trouvé un ovaire kystique du côté opposé au

Dans le cas de Maygrier, l'examen microscopique a été pratiqué, et a fait retrouver dans le foie et dans le rectum le même type d'épithélium que dans l'ovaire primitivement affecté. Mais il peut se faire aussi que la néoplasie dévie du type primitif, et subisse des transformations qui la rendent méconnaissable. Dans certaines tumeurs, « le stroma est encore semblable à celui des kystes proprement dits, mais il s'y est développé une sorte de tissu muqueux, lequel envahit et détruit peu à peu et le stroma ovarien et les cavités kystiques elles-mêmes. » (Malassez et de Sinéty.)

Bien plus, d'après ces mêmes auteurs, il est des tumeurs de l'ovaire dont la néoformation épithéliale, au lieu d'être disposée en tubes, se présente sous la forme de masses pleines semblables à celles du carcinome, et on retrouverait tous les intermédiaires et des rapports de continuité entre les productions kystiques proprement dites et ces formations épithéliales. Il en résulte que la parenté du cancer et du kyste pourrait quelquefois n'être pas un simple rapprochement clinique, mais un fait anatomiquement constaté.

Ainsi, d'après Malassez et de Sinéty, parmi les kystes doués de malignité, les uns mènent à la néoformation adénoïde, la malignité est plus locale, les autres mènent à des productions carcinomateuses ; alors l'infection peut aller jusqu'à la plèvre et devenir semblable à celle du cancer.

Simplification des cysto-épithéliomes.

A l'opposé de la marche précédente, se place l'évolution inverse qui ramène les kystes multiloculaires à l'état de pauciloculaires, puis d'uniloculaires. Les deux processus de prolifération et de simplification peuvent se combiner ou se succéder et donner ainsi naissance à toutes les formes décrites.

Lorsque le cysto-épithéliome a vieilli après avoir fusionné

hyste ? ce qui faisait dire à Tilt : « La fréquence de l'altération simultanée des deux ovaires nous suggère comme probable l'idée que cette maladie est le résultat d'une cause générale. »

toutes ses poches, on peut s'attendre à trouver quelques modifications dans sa structure. Nous pouvons citer comme exemple l'observation d'une femme (service du professeur Richet,
1879), portant depuis plusieurs années un kyste de l'ovaire
bosselé, mais uniloculaire; à l'autopsie, nous trouvâmes un
type des kystes décrits anciennement comme simples séro-
fibreux. Les parois étaient semi-transparentes par places,
épaisses de 4 à 6 centimètres dans d'autres. Contenu : liquide
trouble et riche en cholestérine. De la face interne de la paroi
s'élevait une toute petite masse pédiculée du volume d'un
œuf de pigeon.

Voici l'examen microscopique de la paroi, dans le point où
elle est le plus épaisse.

La paroi renferme de nombreux vaisseaux de fort calibre
et une forte proportion de fibres musculaires lisses en faisceaux. Elle est formée de tissu fibreux disposé en lames parallèles : entre ces lames et près de la surface interne il existe
des cavités pleines de cellules à formes bizarres; la surface
interne est dépouillée de tout élément cellulaire. Mais, sur des
coupes de la petite végétation, on retrouve des cavités tapissées de l'épithélium cylindrique type; ce kyste dénaturé ren-
tre donc dans la classe des cysto-épithéliomes.

Les parois fibreuses des kystes ovariques peuvent s'incrus-
ter de sels calcaires.

Disparition complète.

Les cysto-épithéliomes simplifiés et modifiés peuvent-ils
disparaître complètement?

Le fait est possible, il ne semble pas avoir été souvent vérifié.

Nous trouvons bien dans Boyer l'observation d'une femme
atteinte d'un kyste de l'ovaire depuis huit ans et dont le kyste
s'affaissa à la suite d'abondantes mictions; mais l'auteur ajoute
que trois ans et demi après le kyste se remplit.

Velpeau admet la guérison spontanée des kystes de l'ovaire.

Lebert déclare avoir observé le fait curieux signalé par plusieurs auteurs, dit-il, d'une *tendance* curative manifeste avec retrait graduel, constaté déjà pendant la vie dans les parois du kyste : « Celui-ci avait subi, outre le retrait, une infiltration calcaire dans laquelle nous avons rencontré une fois des concrétions composées de corpuscules microscopiques amyloïdes à couches concentriques, telles que nous les avons vues dans les corps étrangers des membranes séreuses. »

Boinet et Cazeaux ont signalé dans quelques cas la disparition complète de la tumeur après une ou plusieurs injections iodées.

Bauchet, raisonnant par analogie, pense que tout doit se passer comme dans la tunique vaginale.

On peut admettre, comme beaucoup plus fréquente que la résorption totale, une résorption partielle du liquide transformant les kystes en kystes flasques.

Les kystes flasques sont intéressants, parce qu'ils peuvent échapper aux explorations et faire croire à une disparition complète. Tel fut le cas pour une malade que Demarquay avait traitée par les purgatifs et l'iodure de potassium.

Le ventre diminua et la femme se crut guérie ; elle mourut quelque temps après, et on constata, à l'autopsie, que le kyste de l'ovaire, considéré comme guéri, n'avait pas complètement disparu : « on trouva dans la fosse iliaque gauche une poche très incomplètement remplie, molle et flasque, se moulant et s'insinuant dans les espaces laissés vides par les organes voisins. » (*Soc. An.*, Dodeuil, 1865.)

Dégénérescence graisseuse.

Les cysto-épithéliomes peuvent subir d'autres modifications : la poche peut s'enflammer, s'ulcérer, se rompre : nous croyons que, dans beaucoup de cas, ces lésions sont secondaires et résultent de la dégénérescence graisseuse du kyste. Cette altération a été constatée par tous les histologistes ; on l'observe souvent sur les éléments figurés des liquides obtenus par ponction. Quand elle atteint une certaine épaisseur de paroi, elle peut déterminer la formation de véritables plaques privées de vitalité, devenir un motif d'irritation et d'inflammation.

En effet, c'est surtout autour de ces plaques pseudo-fibrineuses qu'on observe les injections vasculaires et les lésions inflammatoires; les plaques jaunes précèdent la suppuration des kystes, elles en sont la cause et non l'effet. En voici la preuve : les plaques existent dans les kystes non suppurés; bien plus, la dégénérescence graisseuse, au lieu de se limiter à des surfaces, peut envahir des blocs de tissu aréolaire qui se présentent à la coupe comme du mastic infiltré dans une éponge.

Sur la pièce du service de M. Polaillon, des masses aréolaires n'avaient subi cette modification que dans leur partie centrale.

La tendance à la dégénérescence graisseuse est à rapprocher des régressions capillaires bien décrites par Herrera Vegas dans la thèse de M. Ordonez.

Tableau résumant l'évolution d'un cysto-épithéliome

1. Multiplication des kystes et végétation.
2. Infection locale et générale.
3. Fusion des kystes et simplification.
4. Disparition.
5. Dégénérescence graisseuse, inflammation, incrustation calcaire.

CHAPITRE III

CONTENU DES CYSTO-ÉPITHÉLIOMES

On pourrait faire un livre en s'inspirant de tous les travaux qui ont paru sur le contenu des kystes de l'ovaire.

Cette question touche le clinicien qui ponctionne en explorateur, comme l'anatomiste qui cherche à rétablir toute l'histoire d'un processus pathologique en rapprochant le produit fabriqué de la morphologie des éléments cellulaires.

L'étude en elle-même est de la compétence des chimistes ; je ne ferai qu'indiquer ici les points importants.

J'insisterai peu sur les caractères macroscopiques des liquides kystiques : décrire les colorations que peut présenter le liquide des kystes ovariques serait m'exposer à une longue énumération de comparaisons culinaires. Il suffit de s'en rapporter aux quelques observations consignées dans ce travail, et de dire que le sang est la principale cause de la diversité des nuances.

CONSISTANCE

Quant à la consistance, on peut établir une échelle allant du sérum à la colle de pâte et à la gélatine :

Liquide oléagineux,

Liquide comme du blanc d'œuf,

Liquide comme du miel,

Liquide comme de la glu,

Liquide comme de la gelée, etc.

Activité de la sécrétion.

L'étude de la quantité de liquide a trouvé sa place dans le chapitre sur le volume des kystes. Je ne fais ici qu'insister sur la rapidité avec laquelle le liquide se reproduit en général dans les kystes de l'ovaire. Il me paraît intéressant à ce propos de citer quelques faits empruntés à l'ouvrage de Peaslee.

Il semble que les ponctions, en supprimant un excès de pression à la surface de la poche, favorisent la sécrétion rapide du liquide et sa reproduction.

Chez une malade de B. Brown, il s'accumula 93 pintes en quatre ans. On fit une ponction, et en moins de quatre mois il se reproduisit 49 pintes.

Plus tard, nouvelle ponction; trois mois suffirent pour remplir le kyste de 32 pintes.

Peaslee a vu la sécrétion atteindre une moyenne de 2 livres par jour, après trois ponctions successives.

On arrive à des chiffres plus étonnants en calculant la quantité totale de liquide fabriqué par un kyste en quelques années.

Pagenstecker a retiré 1,132 livres par 35 ponctions.

Le docteur Griffin a pratiqué 186 ponctions chez une même femme en 10 ans et a retiré 751 gallons.

En 60 mois, le docteur Mead a retiré 1,820 pintes par 66 ponctions (1).

Citons encore :

Martineau de Norwich, 631 pintes en 25 ans.
Heidrich, 9,860 livres par 299 ponctions, en 8 ans.
L'observation du *Journal de Méd.*, t. XIV, 143 ponctions, en 3 ans.

(1) La malade mourut et l'épitaphe suivante, dit Peaslee, fut placée sur la tombe de Mary Page dans le cimetière de Bunhill field : « En 67 mois elle a été ponctionnée 66 fois et a rendu 240 gallons d'eau sans jamais murmurer contre son sort ni redouter l'opération. »

Le fait de Bezard (*Bull. de la Soc. Méd. d'émul.*, 1815), 665 ponctions en 13 ans, à raison de 15 à 20 pintes à chaque opération, ce qui donne un total de 10,275 pintes.

Composition.

Le liquide des cysto-épithéliomes de l'ovaire tient en suspension des éléments figurés plus ou moins altérés : Lebert, Verneuil, Bennet, et depuis tous ceux qui ont examiné le liquide de cysto-épithéliomes au microscope, ont le plus souvent constaté la présence de cellules épithéliales granulo-graisseuses, de leucocytes, d'hématies. On y trouve encore des cellules cylindriques bien conservées, d'énormes cellules en dégénérescence muqueuse, des cristaux de cholestérine, des granulations réfringentes, du pigment brun.

MM. Malassez et de Sinéty ont consacré plusieurs pages à l'étude de ces sédiments. Ils décrivent, outre les éléments précédents :

1° Des cellules granuleuses à double contour, chargées de granulations réfringentes, possédant plusieurs noyaux et pouvant atteindre 90 ou 100 millimètres de diamètre. Ce sont de véritables cellules géantes multinuclées ;

1° Des corps hyalins déjà étudiés par Spencer Wells, et dont on peut donner une idée exacte en versant dans de l'eau une solution épaisse de gomme arabique.

D'après leurs recherches, les filaments hyalins sont colorés par le picrocarmin ; ils peuvent se réunir pour former des masses plus volumineuses qui semblent quelquefois creusées de vacuoles. Leur substance serait analogue à celle du contenu des cavités thyroïdiennes.

Composition chimique.

La composition chimique du liquide des kystes ovariques n'est bien connue que depuis les travaux d'Eichwald, Spiegelberg en Allemagne, de Wurtz, Méhu, Gauthier et Cazeneuve en France.

A l'époque de la thèse de Cazeaux, on s'en tenait encore à l'analyse suivante de Julia Fontenelle (*Arch. méd.*) :

8 litres de liquide :	albumine	97 gr.
—	gélatine en gelée	338
—	phosphate de soude	35
—	hydrochlorate de soude	19

On est surtout frappé par l'aspect spécial du liquide filant et visqueux de certains kystes, et quelques années après, dans la fameuse discussion à l'Académie de médecine qui eut lieu à l'occasion d'une présentation de Barth, Cruveilhier proposa de diviser les kystes en :

Kyste séreux;

Kyste albumineux, dont le liquide ressemble à du blanc d'œuf;

Kyste gélatiniforme.

En 1849, après les analyses de Rees, Tilt avoue que la chimie nous a peu appris sur le contenu des kystes.

En 1864 paraît le mémoire d'Eichwald. L'auteur allemand décrit deux groupes de substances dissoutes; il rattache l'une à la série mucine, l'autre à la série albumine; la première ou muco-peptone, appelée encore substance colloïde, se rapproche de la mucine, comme l'albumino-peptone de l'albumine.

A la série albumine se rattachent, outre l'albumino-peptone, la métalbumine et la paralbumine découverte par Scherer dans les kystes ovariques (Waldeyer). Ces dernières substances albuminoïdes auraient surtout une grande importance pour le diagnostic différentiel des kystes avec l'ascite. Waldeyer affirme que la paralbumine ne manque jamais dans les premiers. Il indique pour la reconnaître le procédé d'Eichwald et de Hope Seyler :

« On laisse déposer le liquide au frais, on dilue largement et on fait passer un courant d'acide carbonique : il se forme un précipité finement floconneux; une autre portion est précipitée par l'alcool. Ce précipité, conservé plusieurs jours dans l'alcool, est filtré, chauffé lentement au bain de sable dans de l'eau distillée, puis redissous.

Il suffit alors, pour le déceler, d'ajouter un peu d'acide acétique dilué : la paralbumine est précipitée.

M. Méhu nie que la paralbumine soit précipitée par l'acide acétique; il donne même ce fait comme un caractère différentiel d'avec la mucine.

Le sulfate de magnésie sert à distinguer la paralbumine de la métalbumine; il ne précipite que cette dernière.

MM. Gauthier et Cazeneuve ont encore décrit une autre substance qu'ils appellent colloïdine et rapprochent de la tyrosine.

Spiegelberg présente sous forme de tableau les caractères différentiels des liquides ascitique et ovarique.

KYSTES OVARIQUES.	ASCITE.
Couleur et δ variables, parallèlement : couleur claire s'alliant à un liquide peu dense.	Coloration jaune claire peu dense et peu visqueux.
δ 1018 à 1024 et plus.	δ 1010 — 1015.
Mucine et paralbumine, débris de cellules, sphères colloïdes en dégénérescence muqueuse, cristaux de cholestérine ; hématies, pigment.	Fibrine se dépose après un repos de 12 à 48 heures à l'air en un coagulum délicat, caractéristique ; corpuscules, épithélium plat.

J'ajoute que l'aspect et la composition du liquide des cysto-épithéliomes diffèrent plus encore du contenu de certains kystes développés dans le parovarium et justiciables de la ponction et de l'injection iodée. Le professeur Panas a présenté à l'Académie en 1877 un travail sur cette variété de kystes séreux (1).

Il insiste sur l'examen du liquide comme moyen de diagnostic :

Le liquide est incolore, non visqueux, peu dense (1006).

(1) Mathews Duncan a décrit les kystes para-ovariques cette même année ; il est arrivé aux mêmes conclusions. (*Med. Times and gaz.*)

Il n'offre aucune trace de coagulation spontanée, ne précipite pas par l'ébullition, à moins d'y ajouter un peu d'acide acétique.

Très pauvre en matières solides, le liquide des kystes para-ovariques renferme une très petite quantité d'albumine modifiée et rendue soluble par la présence d'une grande quantité de sels neutres et alcalins. (*Analyse par le docteur Ducom.*)

Les chimistes nous ont appris qu'il existe dans les cysto-épithéliomes une substance spéciale ; ils ne nous ont pas dit d'où elle venait.

Cette substance est-elle le résultat de la métamorphose de vieilles cellules épithéliales, ou un produit de sécrétion de l'épithélium? Peaslee juge la première opinion insoutenable, en se basant sur la rapidité de reproduction du liquide après une ponction. Waldeyer semble admettre les deux modes de fabrication : « Chaque cellule caliciforme fonctionne pendant quelque temps comme une glande unicellulaire, jusqu'à ce qu'elle périsse. » Ce savant ne méconnaît pas la part importante que prend le système vasculaire à la sécrétion, mais c'est l'élément épithélial qui donne son cachet définitif.

Le liquide des kystes de l'ovaire n'est pas le même à toutes les périodes. La plupart des observateurs s'accordent à reconnaître que le contenu des gros kystes est plus liquide que celui des petits (Rindfleisch, Peaslee, etc.). Il semble, d'après Eichwald, que l'action continue de la chaleur du corps produise une sorte de digestion lente des principes chimiques amenant l'albumine et la mucine à l'état de peptones de plus en plus solubles.

Des modifications dans un sens opposé paraîtraient pouvoir s'accomplir, si on s'en rapportait à certaines observations telles que celle de Coulon (*Soc. An.*, 1858) :

« Un kyste fournit, dans une première ponction, un liquide séreux ; à une deuxième, un liquide brunâtre et visqueux. Bauchet prit la parole dans la discussion, et déclara avoir observé plusieurs faits du même genre. Il s'était demandé si cette particularité ne tenait pas simplement à ce que, le premier kyste ayant guéri, un autre s'était développé avec un contenu différent. Mais alors on devrait, ajoute-t-il, rencontrer les vestiges du premier. »

L'évolution des kystes de l'ovaire, telle que nous l'avons décrite, nous rend suffisamment compte du phénomène pour que nous n'insistions pas : il suffit, en effet, qu'une jeune poche vide son contenu dans le grand kyste, ou même que la propriété végétante de la paroi de ce dernier se réveille : à la formation active de tubes glandulaires correspondra naturellement un changement dans l'aspect et la composition intime du liquide.

CHAPITRE IV

HYDROPISIES FOLLICULAIRES

L'existence de kystes développés aux dépens des follicules de Graaf est incontestable. Leur origine, en effet, est prouvée par l'ovule qu'ils contiennent, et cet ovule a été vu par des observateurs comme Malassez et de Sinéty.

*Résumé de l'observation de Malassez et de Sinéty (Gaz. Méd., 1876).
Femme du service de M. Siredey.*

Un des ovaires présentait un kyste principal dans lequel faisaient saillie deux petits kystes; ces deux petits kystes renferment un ovule et sont tapissés par un épithélium dont un certain nombre de cellules ont conservé les caractères de l'épithélium folliculaire. Le grand kyste ressemble aux petits kystes moins l'ovule.

Hennig conseille, pour rechercher l'ovule dans un kyste, de se servir d'une solution de sulfate de magnésie à peu près de même densité que le liquide kystique : il lave, avec la seringue, le sac préalablement vidé, et reçoit tout le contenu dans un verre conique. Au bout de quelques heures, des flocons s'y déposent en même temps que l'œuf.

Les kystes folliculaires constituent ce que la plupart des auteurs, après Cazeaux et Cruveilhier, préjugeant de leur avenir, ont appelé des kystes en miniature.

Leur volume ne dépasse guère, le plus souvent, celui d'une noix.

Le contenu est généralement aqueux et ressemble au sérum du sang.

Les kystes folliculaires s'observent chez le nouveau-né et chez l'adulte.

Contrairement à l'avis de Bauchet, Hausmann, cité par Malassez, considère ces hydropisies comme fréquentes chez le nouveau-né.

Les observations ne sont pas, en effet, très rares : présentation de Boullard à la Soc. anat., (1854); observ. de Mayer de Bonn; observations de Rokitansky, de Rindfleisch, de Virchow; plus récemment, de Malassez et de Sinéty, d'Hausmann, de Cullingworth (de Manchester), de West, du docteur Leared, etc.

Le développement des kystes chez le nouveau-né s'expliquerait assez bien par l'exagération de la poussée physiologique qui se produit à la naissance dans l'ovaire comme dans la glande mammaire. M. de Sinéty a bien étudié ces faits, et Hausmann y a vu une cause de stérilité par destruction des follicules primordiaux.

L'hydropisie folliculaire des adultes se rencontre surtout chez les femmes d'un âge avancé (Virchow, Cruveilhier); chez les femmes enceintes (Virchow); cette hydropisie serait de nature irritative, d'après Virchow, qui l'appelle catarrhe des follicules de Graaf. La plupart des auteurs tendent plutôt à expliquer leur origine par des causes mécaniques. Le follicule devient hydropique parce qu'il ne crève pas, et il ne crève pas parce qu'il est situé trop profondément, ou parce que le liquide sécrété est insuffisant, parce que le tissu périfolliculaire a été modifié par une inflammation (1).

_____

(1) Un auteur allemand, Truckmüller affirme, en 1831, que l'inflammation chronique est le point de départ de l'hydropisie de l'ovaire. La cause de cette inflammation chronique n'embarrasse pas l'auteur : « L'éréthisme continu des organes sexuels, l'onanisme, les romans et les rêveries, l'instinct de la reproduction insuffisant pour donner lieu à une fécondation, la stérilité, la suppression des règles, les lochies rentrées à la suite de traumatismes, une peur subite pendant

Je ne puis résister au désir de citer la théorie, aussi hypothétique qu'ingénieuse, de Rindfleisch.

D'après cet anatomopathologiste, les cellules de la membrane granuleuse du follicule, arrivées à maturité, produisent une substance chimique colloïde, susceptible de se gonfler, qui absorbe le liquide transsudé et fait alors éclater la capsule comme les pois, ou, se gonflant, désarticulent la voûte crânienne. « Dès lors, il est à supposer que, chez certaines femmes, cette substance ne se produit pas en assez grande quantité, et que, par conséquent, les forces qui doivent trompre le follicule demeurent insuffisantes. »

Que deviennent les kystes folliculaires?

On peut résumer la réponse qu'ont donnée la plupart des auteurs dans cette phrase de Broca : « Si on considère, à l'origine, les kystes simples ou multiples, on trouve qu'ils ne sont que l'exagération de l'évolution naturelle des follicules... Il me paraît fort probable que beaucoup de kystes simples de l'ovaire reconnaissent cette origine, mais d'autres sont dus à l'évolution anormale de vésicules qui se développent avant leur tour par une sorte d'hétérochronie. »

Cruveilhier, tout en acceptant l'origine folliculaire des grands kystes, y mettait bien des restrictions : « Peut-être un certain nombre de ces petits kystes ne sont-ils autre chose que la première période des grands kystes ; mais bien certainement, dans l'immense majorité des cas, ces petits kystes sont à l'état définitif; ce qui le prouve, c'est qu'on les observe surtout chez les femmes âgées, et qu'ils constituent, bien certainement, un des principaux modes d'atrophie sénile des ovaires. »

Les recherches histologiques ont démontré que, dans les kystes plus gros qu'une cerise, on ne trouve plus d'ovule (Ritchie et Webb).

On pourrait soutenir, il est vrai, que l'œuf se dissout à

---

le coït, la constipation, l'usage de boissons échauffantes, des grossesses réitérées », voilà pour lui autant de causes d'hydropisie enkystée de l'ovaire. (Truckmüller in *Græfe's und Walter's Journal*, XXI.)

un moment donné dans le liquide, et qu'un certain nombre de kystes uniloculaires ont pour point de départ des vésicules de Graaf.

Rindfleisch l'admet encore, il nous parle d'hydropisies folliculaires atteignant le volume du poing, et même d'une tête d'enfant. Peaslee adopte les idées de Rindfleisch, et donne, comme caractère des hydropisies folliculaires : la minceur, la non-vascularisation des parois, le peu de consistance du liquide qui ressemble à de la sérosité.

N'a-t-on pas pris des kystes de l'organe de Rosenmüller, ou du parovarium, pour des kystes folliculaires?

Ainsi, d'une part, il n'est pas démontré que les kystes d'un certain volume proviennent des follicules de Graaf, d'un autre côté, tous les kystes qu'on étudie aujourd'hui ont une structure différente des follicules. On ne pourrait donc soutenir que le point de départ folliculaire des cysto-épithéliomes. La question a été discutée au chapitre du développement de ces néoplasmes.

KYSTES HÉMATIQUES

Les kystes hématiques sont le résultat d'une apoplexie de l'ovaire. Ces kystes ne semblent pas devoir jamais atteindre de grandes dimensions : si, en effet, on élimine les cas dans lesquels des épanchements sanguins plus ou moins abondants se produisent dans l'intérieur de cysto-épithéliomes ou de cysto-sarcomes, on ne trouve pas d'observations concluantes d'hématomes volumineux de l'ovaire.

Cruveilhier a observé, il est vrai, un kyste hématique assez volumineux chez une vieille femme, mais il se hâte d'ajouter qu'il n'est pas sûr que l'épanchement sanguin fût primitif.

Le véritable point de départ des hématomes de l'ovaire ne nous semble pas complètement élucidé : les auteurs s'accordent en général pour accuser une congestion des organes génitaux, une ovarite chronique, etc.

L'épanchement sanguin paraît pouvoir se faire à la fois et

4

dans le stroma et dans les vésicules de Graaf. Dans un cas de kystes hématiques du volume d'une noix trouvés à l'autopsie dans les deux ovaires d'une jeune fille, nous avons constaté la rareté des follicules de Graaf, et la dilatation hydropique des ovisacs existants.

L'intérêt serait de savoir si ces kystes hématiques peuvent devenir de grands kystes?

Cruveilhier admet leur transformation en kystes séreux, mais sans preuves.

La thèse de l'origine hématique de quelques kystes de l'ovaire a reçu l'appui de Deville. Deville eut l'occasion de disséquer les pièces provenant d'une femme morte de pneumonie.

OBSERVATION

On trouva sur l'ovaire gauche deux kystes sanguins, l'un avait le volume d'une petite noix muscade. La dissection démontrait dans ces tumeurs :

1° Une enveloppe extérieure continue avec l'enveloppe extérieure et le tissu de l'ovaire ;

2° Un kyste à parois minces sans structure bien évidente, ressemblant à la membrane d'enveloppe des vésicules de Graaf, toute la cavité de ce kyste remplie par un caillot de sang noirâtre, ayant les caractères d'un caillot existant depuis quinze à vingt jours.

Sur le reste de l'ovaire, on retrouve un grand nombre de cavités identiques aux vésicules de Graaf, mais présentant un épaississement et une dureté plus grande de la membrane d'enveloppe.

La conclusion de ce fait est simple: il est certain que les petites cavités sont des vésicules de Graaf à parois épaissies et altérées ; d'autre part, les deux tumeurs sanguines paraissent se rapporter à deux vésicules de Graaf, distendues par des caillots sanguins. Il est difficile par suite de ne pas concevoir que nous assistons dans ce cas aux premières manifestations, à l'origine de ces lésions dont le point de départ est si obscur et que l'on nomme les kystes de l'ovaire; il est aisé de voir qu'une fois un épanchement sanguin produit, il peut en résulter la formation de kystes comme dans toutes les autres régions.

Cette dernière phrase renferme la solution du problème,

. Mais elle est très attaquable : qu'un hématome d'une région quelconque puisse devenir l'origine d'un kyste, cela n'est pas douteux ; mais qu'il soit capable de faire un grand kyste, continuant à sécréter, est à démontrer. Ce qui pourrait peut-être se soutenir, c'est qu'une apoplexie de l'ovaire, au même titre qu'une affection quelconque de l'organe, devienne une cause prédisposante à une dégénérescence épithéliale. Ne voit-on pas en effet des dégénérescences épithéliale compliquer des kystes dermoïdes de l'ovaire ? (*Observations de Malassez, Soc. An.*, 1876.) En outre, les auteurs qui se sont occupés des maladies de l'ovaire, Boinet, Scanzoni, etc., s'entendent assez bien pour accorder à l'hyperémie prolongée de l'ovaire une influence sur le développement des kystes. Ils se fondent en particulier sur ce que les kystes se développent principalement de quinze à quarante ans, c'est-à-dire dans la période où les organes de la génération sont dans toute leur activité, et de préférence chez les femmes « qui n'ont pu satisfaire leurs passions ». (Boinet.)

Boinet compte, sur cinq cents kystes de l'ovaire, trois cent quatre-vingt-dix femmes sans enfants. De même Peaslee considère la non-parturition comme la plus active de toutes les causes prédisposantes des cystomes. D'après lui, il faudrait attribuer de l'importance, non pas à la non-satisfaction des désirs vénériens, mais au non-accomplissement du cycle de la reproduction : ovulation, conception, gestation et parturition.

Sans se laisser entraîner trop loin, on peut raisonnablement admettre qu'une cause d'irritation prolongée quelconque devienne une invitation à l'involution épithéliale.

KYSTES HYDATIQUES

Les kystes hydatiques de l'ovaire sont extrêmement rares.
Les anciens auteurs ont dû plus d'une fois prendre pour des hydatides des groupes de petits kystes plus ou moins pédiculés et même détachés de la paroi d'un cysto-épithéliome.

Aussi, tandis que Haller prétend avoir observé souvent des kystes hydatiques de l'ovaire, Boinet va jusqu'à douter de leur existence. La localisation des hydatides dans l'ovaire est exceptionnelle, mais il faut l'accepter comme indéniable avec Cruveilhier, Neumann, Deneux, Atlee, Tilt, etc.

Dans le musée de King's College à Londres, nous apprend Tilt, il y a un spécimen de kystes hydatiques de l'ovaire préparé par le docteur Hooper qui a parfaitement reconnu leur nature. Becquerel affirme avoir observé, dans la pratique d'Andral, un cas dans lequel on put déceler des échinocoques dans les hydatides.

Le docteur Granville cite un fait dans lequel des hydatides flottaient au milieu d'un liquide gélatineux mêlé à des substances ressemblant à de la graisse et à du miel. Enfin le professeur Charcot, dans son Mémoire sur les kystes hydatiques du petit bassin chez la femme, ne cite que deux cas de kystes ovariques dont un de Cruveilhier.

Tel est le bilan des kystes hydatiques de l'ovaire : ces kystes ont les mêmes caractères, le même contenu, etc., que les kystes hydatiques en général.

TUMEURS KYSTIQUES D'ORIGINE CONJONCTIVE

Les kystes qui se forment au sein des tumeurs de la série conjonctive, moins exceptionnels que ceux de la classe précédente, ne sont pas néanmoins communément observés. La raison en est simple, ces tumeurs elles-mêmes sont relativement rares.

Kiwisch n'a relaté que deux cas d'enchondromes de l'ovaire, tous deux contestables d'après Peaslee.

Les fibromes de l'ovaire pourraient se développer les uns aux dépens d'un corps jaune, les autres aux dépens du stroma de l'ovaire. Ces fibromes ne renfermeraient le plus souvent qu'un très petit nombre de fibres lisses (Virchow); leur volume ne dépasse guère celui d'un œuf d'oie.

Principaux cas de fibromes de l'ovaire observés.	Scanzoni	4
	Kiwisch	2
	Klob	2
	Peaslee	1
	Van Buren	2
	G. Léopold.	?

Les fibromes adultes ou embryonnaires de l'ovaire peuvent subir la dégénérescence kystique ; il y a des observations de cysto-sarcomes de Carter, de Hirtz ; j'en ai présenté un cas à la Société anatomique en 1876.

Gerhard Léopold a décrit, sous le nom de lymphangiome kystomateux, une tumeur ovarique caractérisée par des formations kystiques, des dilatations des vaisseaux lymphatiques et une prolifération du stroma.

Après avoir fait l'histoire de chaque classe de kystes, et sur le point d'aborder l'étude générale des connexions et complications des kystes ovariques, nous croyons utile d'insister sur le petit nombre d'observations de grands kystes, étrangers à la classe des cysto-épithéliomes.

En réalité, il n'y a plus de kystes simples; il n'y a, à quelques exceptions près, que des tumeurs épithéliales kystiques de l'ovaire. Ce qui va suivre, bien que pouvant à la rigueur, s'appliquer à toutes les variétés, sera donc plus spécialement vrai pour les cysto-épithéliomes.

CHAPITRE V

Nous n'avons eu jusqu'ici en vue que le kyste lui-même, isolé, séparé de son milieu ; il nous reste à l'étudier en place et à rechercher l'influence de sa masse sur les organes environnants.

PÉDICULE

Le kyste ovarique, quel qu'il soit, a un point d'attache constant, qui s'appelle le pédicule. Le pédicule comprend : le ligament de l'ovaire, la trompe, le ligament large. L'épaisseur et la longueur du pédicule sont assez variables : on trouve des pédicules longs de 2 pouces, larges de 1 à 4 (Peaslee) ; celui des kystes multiloculaires peut atteindre 7 pouces de long. Dans la plupart des cas, l'épaisseur du pédicule est telle, qu'on ne peut l'étreindre par une seule ligature ; il faut le morceler en deux ou trois.

Selon Waldeyer, les pédicules longs et grêles seraient habituellement les plus forts. Ces pédicules contiennent surtout du tissu conjonctif fibrillaire ; peu de fibres lisses et des vaisseaux artériels et veineux. Il est bien rare que les artères dépassent le calibre de la radiale.

Dans deux cas de sarcomes, Nussbaum a trouvé le pédicule court, friable et vasculaire : Waldeyer attribue cette friabilité à la dégénérescence graisseuse des vaisseaux.

Au point d'attache du pédicule sur le kyste, la paroi de celui-ci est plus épaisse : c'est là qu'on peut exceptionnellement retrouver des vestiges du parenchyme ovarien.

La trompe fait partie du pédicule ; une partie de l'organe reste appliquée contre la tumeur et subit des modifications intéressantes : presque constamment allongée au point d'atteindre 20 centimètres de long, elle décrit une sorte de courbe spiroïde au-devant du kyste et « mesure comme une écharpe la plus grande partie de sa face antérieure » (Cruveilhier); l'aileron moyen suit la trompe dans son allongement (1). Les parois tubaires sont souvent hypertrophiées ; dans une présentation de Follet à la Société anatomique (1867), les franges du pavillon avaient participé à l'hypertrophie générale et présentaient de nombreux faisceaux musculaires rouges, très développés.

D'autres fois les franges adhèrent les unes aux autres et un kyste tubaire s'ajoute au kyste ovarique. Dans d'autres cas, la trompe devient hydropique par un autre mécanisme, que nous indiquerons plus loin.

DE LA TORSION DU PÉDICULE

Le pédicule des kystes de l'ovaire peut subir des inflexions et même une véritable torsion sur lui-même. Rokitansky a signalé un des premiers cette complication des kystes de l'ovaire, observée depuis par un certain nombre de médecins (Kœberlé, Crane, etc.). La torsion peut aller jusqu'à deux tours, deux tours et demi (Kœberlé) et même trois tours (Lawson Tait). Les résultats qu'elle entraîne sont la congestion de la tumeur, des hémorrhagies quelquefois mortelles (Barnes) et une gêne circulatoire telle que le kyste se gangrène (Thornton) ou encore se détache complètement comme chez une malade de Kœberlé : le kyste, il est vrai, avait contracté des adhérences vasculaires avec les organes voisins.

Une conséquence possible de la torsion, d'après le profes-

---

(1) La trompe peut subir un déplacement plus complexe encore. Dans le cas de Dutard (Soc. An., 1851), les trompes et les ovaires se rejoignaient en arrière sur l'angle sacro-cérébral, se croisaient même de sorte que la trompe droite était à gauche et la gauche à droite.

seur Freund, de Berlin, serait la guérison spontanée par oblitération vasculaire. Cet auteur a songé par suite, dans les cas
où d'autres voies de nutrition pour la tumeur doivent la pré-
server de la gangrène et des apoplexies, à imiter ce processus
et à pratiquer la ligature du pédicule des kystes très adhé-
rents.

« Un cas de tumeur multiloculaire de l'ovaire où l'ovariatomie ne semblait pas indiquée, à cause de larges adhérences
pelviennes, a été traité d'après ce procédé, par la ligature des
vaisseaux du pédicule. La tumeur a bien diminué en l'espace
de quatre semaines. »

Quel est le mécanisme de la torsion des kystes?

Cet accident a été observé en particulier dans les cas de
grossesse (Barnes, Van Buren). Selon Barnes, l'utérus non
seulement soulève la tumeur, mais la roule sur son axe en
allongeant et tordant son pédicule.

Il est bien probable que la rotation doit s'effectuer diffé-
remment, suivant les cas. Chez certaines malades, les accidents sont tellement subits, qu'il est permis de penser à une
torsion brusque, témoin le fait du docteur Crane de Brooklyn.
« La malade accusait de vives douleurs dans la région iliaque
gauche, vingt-quatre heures avant le début du travail, ce qui
indiquait probablement le début de la torsion. »

A ces cas s'appliquerait l'explication de Spencer Wells qui
incrimine les changements de position des malades.

Chez d'autres, la marche est lente, la torsion est incomplète
au début, elle semble se faire progressivement et pourrait
peut-être s'expliquer par un inégal développement des différentes parties du cystome : la partie inférieure subissant, par
exemple, un accroissement rapide, pourrait amener un mou-
vement de bascule en arrière de toute la tumeur.

Nous sommes peu séduit par la théorie de Lawson Tait,
qui attribue principalement la torsion à la réplétion et à l'évacuation alternatives du rectum, et à l'action pesante des matières fécales sur la tumeur. On devrait trouver plus d'exemples de kystes tordus.

Il est certain que les causes prédisposantes principales sont la longueur du pédicule, le peu de volume et le poids de la tumeur : sur les quatre cas de Klob et Van Buren, trois étaient des tumeurs fibroïdes, grosses comme une tête de fœtus. Le docteur Bantock a déclaré à la Soc. obstétr. de Londres (1880) avoir rencontré deux fois des petites tumeurs à pédicules tordus.

CONNEXIONS DES KYSTES AVEC L'UTÉRUS

L'utérus est déplacé et déformé par les kystes de l'ovaire ; ces modifications varient avec la situation et le volume de la tumeur.

Au début, l'ovaire kystique, plus pesant, tombe dans le petit bassin et entraîne l'utérus dans sa chute, *l'utérus se rétrofléchit*. Puis la tumeur s'accroît, s'élève peu à peu au-dessus du détroit supérieur, et, après avoir ramené l'utérus à sa position normale, l'attire suffisamment en haut pour que le museau de tanche s'efface et que le doigt ne puisse plus constater ses déviations.

En général, placé en avant et en bas, l'utérus peut, dans les cas assez rares où le kyste retombe en arrière dans le petit bassin et s'y enclave, entrer en rapport avec la paroi abdominale.

Les déformations de la matrice consistent principalement en un allongement avec hypertrophie.

Cruveilhier a observé une malade chez laquelle l'organe avait été entraîné en haut et à gauche par la trompe, et avait en même temps subi dans la moitié gauche de son corps un allongement considérable, « de telle façon que cette moitié gauche du corps de l'utérus avait la forme d'un cône aplati, se continuant sans ligne de démarcation avec la trompe ; le col utérin était sans museau de tanche ». Chez une opérée de M. Tillaux, à V..., nous avons constaté un aplatissement avec exagération des angles, comme si on avait tiré sur les deux cornes (les deux ovaires étaient affectés de cysto-épithéliome) ;

l'utérus était de plus allongé, on pouvait aisément le sortir du bassin et l'amener au-dessus du pubis.

La matrice peut être immobilisée dans le petit bassin par le fait d'adhérences; l'enclavement peut être dû à la simple pression de plusieurs kystes. Les auteurs ne semblent pas avoir attiré l'attention sur ce point : nous avons eu l'occasion d'en vérifier l'exactitude, dans le cours d'une ovariatomie à laquelle nous assistions comme principal aide de notre maître M. Tillaux. La clinique avait fait reconnaître l'immobilité de l'utérus; on craignait des adhérences de ses deux faces au kyste. Après incision de la paroi abdominale, des ponctions furent faites successivement dans trois ou quatre kystes, gros comme une tête de fœtus de six mois, et situés en partie dans la cavité pelvienne, à droite. A mesure que l'évacuation du liquide permettait à l'aide d'attirer la masse en haut, on put constater qu'il s'agissait d'un cysto-épithéliome de chaque ovaire, que l'utérus n'adhérait qu'au cystome gauche, et que ces adhérences. n'empêchaient pas des mouvements assez étendus soit latéralement, soit de bas en haut.

Les rapports des kystes de l'ovaire avec l'utérus gravide mériteraient de nous arrêter longuement : je ne ferai que citer les conclusions d'un bon travail, la thèse de M. Treille faite sous l'inspiration de Stolz.

A moins de dégénérescence totale des deux ovaires, beaucoup de femmes atteintes de kystes deviennent enceintes. La grossesse semble favoriser l'accroissement des tumeurs ovariennes par l'augmentation de l'afflux sanguin qu'elle occasionne sur les organes génitaux.

L'utérus en se développant peut amener la rupture de la poche, produire la torsion de son pédicule.

L'influence des tumeurs ovariques sur la grossesse est non moins néfaste : causes fréquentes d'avortement, comme le prouvent les cas de Park, de Dumont, Martin, Treille, etc. Les kystes sont encore à redouter au moment de l'accouchement; ils peuvent s'opposer à l'engagement du fœtus, créer des présentations vicieuses, se rompre, etc. Ces deux dernières complications se trouvaient réunies dans le fait que nous avons présenté à la Société anatomique en 1876 (1).

Quand le kyste de l'ovaire est devenu assez volumineux pour déborder le détroit supérieur, il se porte d'abord vers une des fosses iliaques, atteint l'ombilic, et alors s'étend dans toutes les directions du côté où il trouve le moins de résistance jusqu'à l'épigastre et au diaphragme.

DES ADHÉRENCES.

Dans le cours de cette ascension, le kyste est situé dans la cavité péritonéale : il peut contracter des adhérences, il peut aussi, soit par altération de structure, soit par compression vasculaire, déterminer de l'ascite. Les adhérences, résultats de péritonites adhésives, sont malheureusement trop communes dans les cysto-épithéliomes ; elles sont rares toutefois relativement à ce qu'on observe pour les autres tumeurs du ventre : kyste hydatique, kyste des reins, de la rate, corps fibreux de l'utérus, sarcome, etc.

Frappé de ce fait, Waldeyer en a cherché l'explication dans l'épithélium spécial qui revêt l'ovaire. « Deux surfaces séreuses adhèrent facilement entre elles ; mais, pour que des surfaces épithéliales contractent des adhérences, il faut que l'épithélium de la muqueuse ait été complètement détruit. Aussi n'est-ce qu'après destruction de l'épithélium cylindrique par suite des frottements, du volume, etc., qu'apparaissent les adhérences. »

L'épithélium serait généralement intact dans les tumeurs de l'ovaire ayant le volume d'une tête de nouveau-né. Les brides péritonéales peuvent devenir pour le kyste de véritables pédicules secondaires, parfois très riches en vaisseaux.

(1) Les kystes peuvent quelquefois émettre un prolongement pelvien qui refoule la paroi postérieure du vagin et forme une hernie vaginale (cas de Cruveilhier).

RAPPORTS AVEC LA PAROI ABDOMINALE

En général le kyste vient toucher la paroi abdominale. Les ovariotomistes savent bien qu'après avoir incisé le péritoine pariétal, ils doivent s'attendre à voir la face bleuâtre du kyste, et ils regardent avec anxiété si cette face, glissant sur la paroi abdominale, ne leur promet pas une exemption d'adhérences. « Comme l'utérus gravide, dit Cruveilhier, les kystes de l'ovaire restent toujours fidèles à la paroi abdominale, et, dans aucun cas, il ne peut y avoir d'anse intestinale intermédiaire; un seul organe pourrait être interposé, c'est le grand épiploon. » La proposition de Cruveilhier est trop absolue, elle est contredite par l'observation suivante du docteur Bitouret :

Observation du Dr Bitouret. — Bulletin de la Société de Médecine de Poitiers, 1862. (Arch. Méd., 1863.) — Femme de 58 ans, portant depuis longtemps un kyste de l'ovaire.

AUTOPSIE

Adhérences de la tumeur à la paroi antérieure de l'abdomen : le colon transverse vient traverser la face antérieure de la tumeur. La vessie s'étale au-devant de la partie inférieure, puis se porte à droite dans la fosse iliaque en adhérant au côlon transverse. Tout le petit bassin est occupé par la tumeur qui comprime le rectum contre la face antérieure du sacrum... La tumeur ne se trouvait immédiatement en contact avec le paroi abdominale que dans un espace triangulaire situé à gauche, dont le sommet se trouve à 2 centimètres au-dessous de l'ombilic, et dont la base, située à peu près au commencement du côlon ascendant, présente 6 centimètres.

Le kyste est uniloculaire. Liquide clair et limpide.

Ordinairement le kyste est libre d'adhérences avec la paroi abdominale (Cruveilhier). Dans plusieurs ovariotomies, nous avons vu ces adhérences exister en nappe, et se laisser décoller par la spatule; mais, chez une malade, la fusion de la paroi kystique avec la paroi abdominale était absolue, il eût fallu décortiquer le péritoine pariétal pour avoir la tumeur.

L'intestin grêle et l'arc du côlon sont rejetés en haut et en arrière ; le reste du gros intestin garde sa situation. Cependant Cruveilhier a vu le cæcum et le côlon ascendants refoulés en haut par un kyste, et comme détachés de la paroi postérieure de l'abdomen. Cazeaux et Jackson ont trouvé un kyste de l'ovaire derrière le rectum qu'il avait décollé et refoulé en avant.

Les kystes de l'ovaire peuvent déterminer l'obstruction de l'intestin de deux façons, soit par une compression qui s'exerce surtout sur le rectum, soit en provoquant la formation de brides, causes consécutives d'étranglements.

Observation de Julliard.

Une femme de 48 ans, atteinte d'un kyste de l'ovaire, présente des accidents d'étranglement. M. Julliard fait l'ovariotomie. Le kyste extirpé, il aperçoit dans la profondeur une masse rougeâtre : c'est en ce point que siège l'étranglement interne. M. Julliard a beaucoup de peine, après avoir fait des incisions libératrices, à amener à la rectitude une anse intestinale fléchie deux fois sur elle-même en forme d'N. Guérison.

Cas de constriction intestinale par des brides. — Observation du Dr Goyrand (citée par Tilt).

Observation d'Hayem (Soc. Anat., 1868).

Kyste de l'ovaire avec adhérences multiples, ayant comprimé le rectum ; signes d'étranglement interne, dilatation énorme du gros intestin.

Le kyste, cause de cette compression, est un kyste de l'ovaire droit séreux, gros comme un œuf de poule. Ce kyste occupe la cavité du petit bassin : il est maintenu par des adhérences celluleuses anciennes et résistantes à la paroi postérieure de l'abdomen, au rectum et à l'utérus.

Le rectum est rejeté et comprimé fortement en arrière et à droite.

Discussion du fait à la Société anatomique.

M. Carville a eu l'occasion d'observer un fait analogue dans le service du professeur Richet. Il s'agissait d'une jeune fille qui avait présenté les symptômes d'un arrêt complet de matières fécales. L'autopsie démontra que le rectum était comprimé par un kyste de l'ovaire et par un kyste pileux assez volumineux fixés dans le petit bassin.

La cause d'étranglement était plus complexe dans ce cas du docteur Kenny (Dublin, *Journ. of Med. Sc.*, 1876) :

Femme de 45 ans, début de la tumeur il y a neuf ans.

Symptômes d'obstruction intestinale : collapsus, vomissements bilieux et stercoraux depuis trois jours.

A l'autopsie, tumeur libre d'adhérences, excepté au foie et au ligament rond : une anse d'intestin était enroulée autour du pédicule long et étroit de la tumeur, et adhérait à celle-ci ; le kyste était uniloculaire et rempli de sérosité claire.

RAPPORTS AVEC LA VESSIE

Cruveilhier est muet sur ces rapports; Bauchet rappelle qu'on a observé une compression de l'urèthre capable de produire une rétention d'urine ; plus tard la vessie se paralyse, se distend et cache le kyste.

Les kystes ovariques peuvent adhérer très fortement à la vessie, au point de rendre la séparation des deux poches impossible. Nous avons vu notre maître, M. Tillaux, dans l'obligation de réséquer le kyste tout autour de la vessie, et de laisser une cupule qu'il gratta et modifia par un badigeonnage d'acide phénique au 1/20e ; cette portion adhérente était extrêmement vasculaire et nécessita plus de vingt-cinq ligatures. La malade guérit.

Les uretères peuvent être comprimés par les kystes, Bauchet en cite un cas : je rapporte comme exemple l'observation suivante de Rayer (*Gaz. méd.*, 1852) :

Kystes des deux ovaires comprimant les deux uretères et ayant déter-miné une double pyélonéphrite chronique.

Chacun des deux ovaires avait tout au plus la dimension de la tête d'un enfant nouveau-né.

Les tumeurs kystiques de l'ovaire ont été dans certains cas une cause d'œdème des membres inférieurs, d'hémorrhoïdes, etc., par compression veineuse. Cette même compression doit probablement avoir sa part dans la pathogénie de ces phleg-matia alba dolens signalés tout récemment.

Cas de M. Polaillon ;

Cas de MM. Verneuil et Terrier.

CHAPITRE VI

ÉVOLUTION ET TERMINAISON DES KYSTES OVARIQUES
EN GÉNÉRAL

L'étude des dégénérations propres aux cysto-épithéliomes a été faite à l'histoire de ces tumeurs ; je n'ai donc à énumérer ici que les modifications générales pouvant survenir dans toute espèce de kyste ovarique.

Les kystes de l'ovaire peuvent s'enflammer, suppurer et s'ouvrir dans la cavité abdominale et dans les différentes cavités splanchniques voisines.

INFLAMMATION

L'inflammation des kystes peut être le résultat de la ponction, de traumatismes quelconques, tels que coups, chutes, etc. Quand il s'agit de cysto-épithéliomes, nous attribuons une grande part à la dégénérescence graisseuse. Nous avons toujours remarqué, sur les pièces anatomiques, que l'injection et les lésions inflammatoires de la muqueuse du kyste étaient plus prononcées autour des plaques jaunes : il s'agit là, en somme, d'une simple inflammation éliminatrice autour de parties dont la vitalité est compromise. L'inflammation de la paroi interne du kyste peut devenir une cause d'adhérences si le processus ne reste pas confiné à son point de départ.

Enfin l'inflammation peut devenir suppurative ; des flocons d'une substance, ayant la consistance du blanc d'œuf et la couleur crème, flottent dans le liquide, des débris de cellules s'y ajoutent : tout cela donne naissance à un contenu puriforme dont la résorption engendre souvent la septicémie. Dans le liquide des kystes obtenu par la ponction, on découvre quelquefois des bactéries et des spores; il serait intéressant d'examiner plus spécialement le liquide dans les cas de suppuration avec symptômes d'infection putride, en apportant dans ces recherches toutes les précautions minutieuses que nécessite la méthode des cultures.

L'état général (l'état puerpéral spécialement) a une influence manifeste sur les altérations du contenu des kystes.

L'inflammation, la suppuration, l'amincissement du kyste, la diminution de résistance créée par la dégénérescence graisseuse, voilà autant de causes pouvant conduire à un résultat commun, la rupture du kyste.

RUPTURES

Le premier travail sur la rupture des kystes de l'ovaire a été écrit par le docteur Camus (*Arch. Méd.*, 1845). Les observations isolées abondent (Mauriceau, Addison, Bonfils, E. Nélaton, *Bull. Soc. Anat.*, Duncan, B. Brown, Gosselin, etc.). Elles ont été réunies récemment dans un travail intéressant de M. Nepveu. M. Nepveu a rassemblé 155 cas (les kystes dermoïdes compris (1) se répartissant comme il suit :

Ruptures dans la cavité péritonéale 128
— — l'intestin 11 { rectum 4
— — la vessie 1 } gros. 13
— — l'utérus 1 { I. gr. 1.
— — le vagin 2
— — la paroi abdominale 7

La rupture peut se faire en même temps par deux voies différentes.

« Les liquides épanchés sont variables : on a rencontré du

(1) Les ruptures sont mêmes plus fréquentes dans cette classe des kystes.

pus, du pus mêlé à du sérum, du pus caséeux, de la sérosité.

« Le liquide visqueux des cysto-épithéliomes a été noté par tous les auteurs comme particulièrement funeste.

« Du reste, les kystes séreux sont les seuls qui aient une innocuité relative. »

. . Depuis le travail de Nepveu, d'autres faits ont été publiés. M. Tillaux a raconté à la Société de chirurgie l'histoire d'une femme dont le kyste s'était vidé deux fois dans la vessie.

Voici l'énuméré de quelques nouvelles observations :

Péritoine	ROBERG. Rupture d'un kyste multiloculaire à la suite de violents efforts de vomissement. Guérison. (*Med. Journal.* New-York, 1877.) KEITH. La rupture fut suivie de péritonite enkystée. Le kyste renfermait des gaz, du sang, des détritus gangreneux. Guérison.(*Lancet*,1877.) QUÉNU (*Soc. Anat.*, 1876). RICHARD CLEEMANN (*American Journal of Obstetric.* 1879). VEIT (1878). VANZETTI. JENKINS.(*Americ. J. of Obst.* 1880).
Intestin	TERRIER (*Revue mensuelle*, 1878). CUVIER (*Recueil de la Soc. de Méd.* d'Indre-et-L.): L'orifice de communication siégeait à l'union de l'S iliaque et du rectum. PALMERI(*Raccoglitore med.Giornale Veneto*,1878.)
Vagin	Observation du Dr Brewer. La rupture eut lieu pendant le travail. (*Med. T.*, 1878.)

Il n'y a pas d'exemple jusqu'ici de ruptures dans l'estomac. Il en est de communications avec la trompe : Peaslee a vu un kyste se vider, tous les deux ou trois mois pendant quatre ans, à travers la trompe, l'utérus et le vagin. Des cas semblables ont été apportés par Richard qui a fait de ces kystes une variété qu'il appelle kystes tubo-ovariens.

DURÉE DES KYSTES

Je crois utile, en terminant cet essai d'anatomie pathologique, de donner une évaluation approchée de la durée des
kystes de l'ovaire. J'emprunte à Peaslee les détails qui vont
suivre.

On se heurte, je le sais, à un obstacle infranchissable, quand
on veut tenter cette évaluation, car connaît-on jamais l'époque
précise à laquelle un kyste a commencé à se développer? On
ne peut compter qu'à partir du moment où le malade a découvert sa tumeur, et le néoplasme occupe déjà en général une
des fosses iliaques.

Peaslee, se basant sur l'observation de quelques kystes dé-
couverts de bonne heure dans le cours du traitement d'affections utérines, évalue cette période cachée à deux ans, deux
ans et demi, et quelquefois plus.

Le développement des kystes peut se faire d'une façon uniforme, plus rarement il a lieu par poussées. Les époques men-
struelles auraient une certaine influence sur la rapidité du
développement.

La durée des kystes, à partir du moment où la malade
réclame des soins jusqu'à la terminaison fatale, a été notée
dans 60 cas par le docteur Bird.

Cette durée a été de :

Moins	d'un an dans		4	cas
—	2	—	12	—
—	3	—	12	—
—	4	—	10	—
—	10	—	12	—

Le docteur Clay compte de l'époque de la découverte du
kyste au moment de l'opération.

Voici ses résultats :

Durée	de 6 à 12 mois	dans 32 cas.
—	1 à 2 ans	— 42 —
	2 à 3 —	— 28 —

Durée de 3 à 4 ans dans 19 cas.
—   4 à 5 —   — 11 —
—   5 à 6 —   — 15 —
—   6 à 7 —   — 5 —
—   7 à 8 —   — 1 —
—   9 à 10 —   — 3 —
plus de 10 ans   — 15 —
                               175 cas.

Certains kystes atteignent un développement extrême et tuent en quelques mois ; d'autres permettent de vivre pendant 13 ans (Peaslee), 25 ans (Martineau), 30 ans (Druitt), 50 ans (Harris) ; ces derniers cas sont l'exception, et, de plus, nous ne sommes pas édifiés sur la nature du kyste.

En général, le cysto-épithéliome tue en moins de deux ans.

BIBLIOGRAPHIE

Andral. — *Anatomie pathologique*, p. 207.

Atlee. — *Synopsis of 30 cases of ovariotomie.*

Bauchet. — *Anatomie pathologique des kystes de l'ovaire et de ses conséquences pour le diagnostic et le traitement*, 1858. Mémoire couronné par l'Académie de médecine.

Boinet. — *Traité pratique des maladies des ovaires*, 1867.

Broca. — *Traité des tumeurs.*

Bennett. — *Société médicale et chirugicale d'Edinburgh*, 1846.

Boyer. — *Traité des maladies chirurgicales,*

Bailly. — *Kyste rompu dans le péritoine.* Société Anatomique, 1854.

Bruch. — *Zeit rot. med.*, 1849.

Boivin et Dugès. — *Maladies de l'utérus*, 1833.

Bright. — *Observat. on abdominal tumours.* Guys. Hosp. reports, London, 1838.

Bæckel. — *Gazette médicale de Paris*, 1862.

Braxton Hicks. — *Guys. Hosp. reports*, vol. X, 1864.

Breisky. — *Falle von carcinoma ovarii.* Schweiz can. Bl., t., II, p. 45 et 46.

B. Brown. — *On ovarion dropsy.* London, 1862.

Birsch Hirchfeld. — *Soc. Gyn. de Dresde*, 1874.

Bantock. — *The obstetrical Journal*, 1877.

Barth. — *Société anatomique*, 1849. *Bull. de l'Acad. de méd.*, 1856.

Barnes. — *Obstetrical Transactions*, vol. XI.

Büsch. — *De hydrope ovarii dissert.* Berlin, 1851.

Bird. — *Diagnosis and treatment, etc., of ovarian tumours.* London, *Medical Gazette*, 1851-52.

Cruveilhier. — *Essai sur l'anatomie pathologique*, 1816.

Cruveilhier. — *Anatomie pathologique*, 1856.

Corrigan. — *Dublin Quaterly journal of med.*, 1846.

Charcot. — *Gazette méd. de Paris*, 1852. *Des kystes hydatiques du petit bassin chez la femme.*

Coyne. — *De la généralisation de certaines tumeurs kystiques de l'ovaire.* Gaz. Médic., 1874.

Cullingworth. — *Kyste de l'ovaire chez un nouveau-né. The obst. journal*, 1874.

Carswell. — *Illustrations of elementary forms of diseases analogous tissues.*

Camus. — *Sur la rupture des kystes de l'ovaire.* Arch. méd., 1845.

Cazeaux. — *Thèse d'agrég. sur les kystes de l'ovaire*, 1844.

Carrosse. — *Kyste rompu dans le péritoine.* Soc. anat., 1856.

Cossy. — *Soc. anat.*, 1858.

Coulon. — *Soc. anat.*, 1858.

Cruveilhier. — *Soc. anat.*, 1867.

Carville. — *Soc. anat.*, 1867.

Courty. — *Traité pratique des maladies de l'utérus, des ovaires et des trompes.*

Ch. Clay. — *London medical. The Manchester Review*, 1861.

Clay. — *(Birmingham.)* London, 1860.

Cazeneuve-Gauthier. — *Soc. biol.*, 1874.

M. Duncan. — *Notes on ovarian pathology.* Med. Times and Gaz., 1875.

Dutard. — *Déplacement des trompes.* Soc. anat., 1851.

Delpech. — *Clinique chirurgicale.* Montpellier, 1828, t. II.

Dubreuil. — *Considérations sur l'anat. path. de l'ovaire.* Journal hebdom., 1833, t. II, n° 22.

Th. Drysdale. — *On the granular cells found in ovarian fluid. Trans. of Americ. Med. assoc.* Philad. 1874.

De Graaf. — *De mulierum organis generationi inservientibus.* Leyden, 1672.

Eichwald. — *Wurzbürger med. Zeitschrift.* V. I, 1864, p. 270.

Ewing Mears. — *Philad. med. Times*, 1873.

Emery. — *Arch. méd.* 1827,

W. Fox. — *Medic. chirurg. transact.* London, 1864, analysé dans le Journal d'anat. de Robin, 1865.

Freund. — *Berlin klin. Wochers*, 1877.

Folet. — *Société anatomique.* 1867.

Forster. — *Anatomie pathologique.*

J. Fontenelle. — *Arch. méd.*, t. IV.

Gallez. — *Histoire des kystes de l'ovaire.* Bruxelles, 1879.

Gosselin. — *Union médicale.* 1869.

Gerolamo. — *Gazetta delle cliniche.* Avril 1879.

Graily Hewitt. — *Lancet*, 1874

Guéniot. — *Gazette des hôpitaux*, 1872.

Granville. — *Edinburgh journal.* Vol. XLVII.

Hennig. — *Arch. de Reichert et Dubois Reymond.* 1875.

R. Hardy. — *Étranglement interne par un kyste.* Arch. méd., 1845.

Kiwisch. — *Maladies des ovaires.* Prague, 1856.

Kilian. — *Quelques remarques sur les tumeurs colloïdes de l'ovaire.* Rhein Monatsch. III.

Kenny. — *The Dublin journal of medical sciences.* 1876.

Keith. — *On suppur. ovarian cyst. Edinburgh med. Journ.* 1875.

Kœberlé. — *Société médicale de Strasbourg.*

Kœberlé. — Art. Ovaire (path.). *Dictionnaire de médecine, chirurgie prat.*

Klebs. — *Wirchows arch.*, 1866 et 1867.

Lebert. — *Traité d'anatomie pathologique.*

Lebèle. — Th. Paris. 1852.

Leared. — *Kyste de l'ovaire chez deux jumeaux.* Med. Times and gaz., 1878.

Labbé. — *Leçons de clinique chirurgicale.* 1876.

Léopold. — *Archives de gynéc.* Berlin, 1874.

Larrey. — *Mém. de l'Académie méd.* 1846.

Lawson Tait. — *British medical journal.* 1873. Lancet, 1880.

Ledran. — *Académie chirurg.* 1819.

Lee. — *On ovarian diseases.* 1846.

Maygrier. — (Société anatomique.) 1879.

Malassez et de Sinéty. — *Société anatomique.* 1874. — *Société biologique.* 1876. — *Gazette médicale*, 1876, — *Arch. physiologie*, 1878, 1879, 1881.

Méhu. — *Archives méd.*, 1869.

Murat. — *Dictionnaire des sciences médicales.* 1819.

E. Nélaton. — *Kyste rompu dans l'intestin.* Société anatomique, 1855.

Nepveu. — *Rupture des kystes.* Arch. de gynécol. 1875.

Nœggerath. — *Les maladies des vaisseaux de l'ovaire dans leurs rapports avec la genèse des kystes.* In-8°. New-York, 1880.

Panas. — *Bull. Acad. med.* 1875.

Paget. — *Lectures on surg. path.* 1863.

R. Peaslee. — *On ovarian tumours.* 1873.

Pouchet. — *Traité d'histogénie.*

Rees. — *Bulletin Acad. méd.* 1850.

Richard. — *Mém. Soc. chirur.*, t. III.

Rokitansky. — *Ueber uterindrüsen Neubildung in Uterus und ovarial Sarkomen Zeitschr. der gesellsch. der Aertze zu Wien.* 1860.

Rindfleisch. — *Anatomie pathologique.*

Rodenstein. — *American Journal of obstetr.* 1880.

Scanzoni. — *Traité pratique des maladies des organes sexuels de la femme.* Paris, 1858.

Spencer Wells. — *British med. journal.* 1869.

— *Diseases of the ovaries.* 1865.

— *Diseases of the ovaries.* 1872.

Simpson. — *Obstetr. Soc. of Edinburgh*, 1861.

Spiegelberg. — *Ein Beitrag zur Anatomie und Pathologie der Eierstockscysten. (Monatschrift fur Geburtskunde.)* Berlin, 1859.

Sohet Thibaut de Limoges. — *Dissertation sur l'hydropisie. Extr. de l'Ovar.* 1803.

Schorkopff Th. — *Dissert. med. inaug. De hydrope ovari*, 1685.

Seymour. — *Illustrations of some of the principal diseases of the ovary.* London, 1830.

Slavjansky. — *Soc. anat.* 1879.

Tilt. — *On the pathol. of the chronic forms of ovarian diseases.* Lancet, 1849. 1850.

V. Thornton. — *Med. Times and gaz.* 1878.

Treille. — *Th. de Paris*, 1873.

V. Thornton. — *Lancet.* 1875.

Truckmüller. — *De hydrope ovarii Græfe's in Walhter's Journal*, XXI. 1834.

Verneuil et Terrier. — *Société chirurgie.* 1878.

Verneuil. — *Soc. anat*, 1856.

H. Vegas. — *Paris*, 1864.

Velpeau. — *Dictionnaire de médecine.* 1852.

Vidal. — *Th. Soc. anat.* 1840.

Waldeyer. — *Des tumeurs épithéliales. Cystomes.* Arch. de gynécol. 1er volume. Berlin, 1870.

West. — *Traité des maladies des femmes.* 1859.

Virchow. — *Traité des tumeurs.*

Virchow R. — *Die Krankhaften Geschwulste.* Berlin, 1857.

TABLE DES MATIÈRES

———

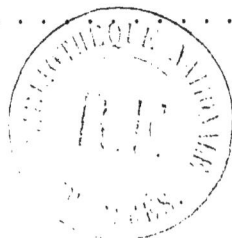

Paris. — Typ. G. Chamerot, 19, rue des Saints-Pères. — 10969

www.ingramcontent.com/pod-product-compliance
Lightning Source LLC
Chambersburg PA
CBHW050626210326
41521CB00008B/1403